Carola Bleis

Isometrisch trainieren

Die Autorin

Carola Bleis arbeitet seit über zwanzig Jahren als Dozentin für Bewegungstherapien und Massage. Unter anderem ist sie als Feldenkrais - Lehrerin und Yoga - Lehrerin ausgebildet. Frau Bleis unterrichtet in der Erwachsenenbildung. Sie leitet Seminare und Weiterbildungen im Bereich Physiotherapie, z. B. für Berufs- verbände und ähnliche Institutionen. Sie hat mehrere Bücher veröffentlicht und schreibt regelmäßig Artikel für verschiedene Zeitschriften zu den Themen Bewegung, Massage und Wellness.

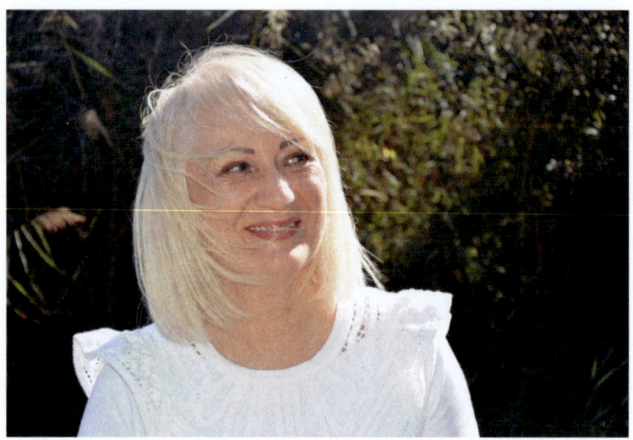

Muskel-Power

Isometrisch
trainieren

jederzeit

überall

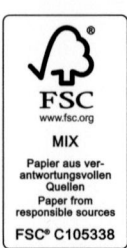

Herstellung und Verlag:
BoD - Books on Demand, Norderstedt
ISBN 978-3-7460-1182-0

Inhalt

Einleitung

Die Meisten von uns kennen das: Mit zunehmendem Alter, und das heißt im biologisch – physiologischen - Sinne, ab dem fünfundzwanzigsten Lebensjahr, lässt die Regenerationsfreudigkeit des Körpers nach. Schon jetzt sind die Aufbaujahre vorbei, die Zellteilung, und damit auch die Erneuerung von Muskelzellen „entschleunigt" sich. Dieses ist ein völlig natürlicher Vorgang, auch wenn man sich fragen mag, was die Natur sich dabei gedacht hat, diesen so früh einzuleiten. Erst einmal spüren wir den verlangsamten Erneuerungsprozess zum Glück gar nicht, aber noch einige Jahre, und wir beginnen wahrzunehmen, dass unser Muskelgewebe nicht mehr so straff und kraftvoll erscheint, wie einst. Nun ist es sicher an der Zeit sich nach einem gezielten, wirkungsvollen und einfachen Trainingsprogramm umzusehen, das die Muskulatur beim effektiven Aufbau unterstützt, und der biologischen Zellteilungsmüdigkeit entgegenwirkt.

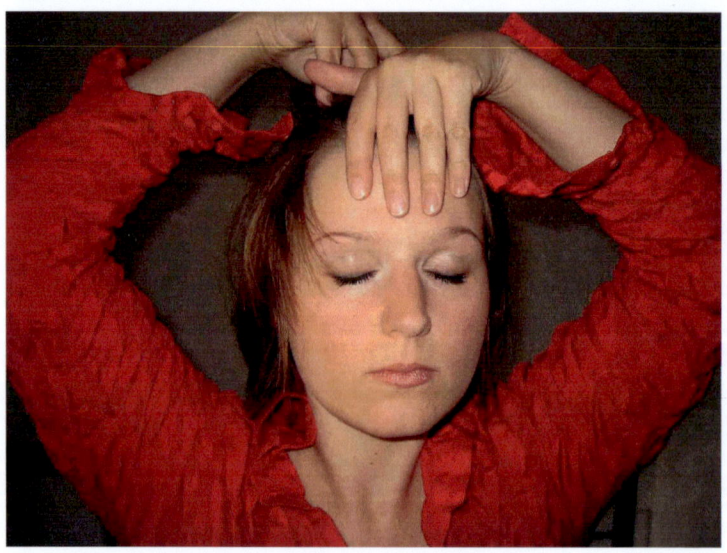

**Den Körper gesund und fit halten
- einfach nebenbei -**

Natürlich wollen wir einen gesunden, kräftigen und gut trainierten Körper, denn der beschert uns unter anderem ein positives, gesundes Lebensgefühl, außerdem ein starkes Selbstbewusstsein und ein echtes Selbstwertgefühl. Durch Bewegung und Körpertrainings werden Wohlfühlhormone produziert, wir empfinden uns als attraktiv, ja fühlen uns wohl in unserer Haut, und das im wahrsten Sinne des Wortes. Es gibt viele Möglichkeiten, sich mit einem Training gesund, fit und kräftig zu halten. Dafür stehen uns die unterschiedlichsten Fitness- und Trainingsmethoden zur Verfügung. Manchmal jedoch hält uns der Faktor Zeit, vom Körpertraining ab. Woran liegt das eigentlich?

Nun, Termine und Verabredungen füllen unseren Kalender. Angenehme und weniger angenehme Ereignisse engen unseren Zeitplan ein. Da ist es doch verständlich, dass wir das eine oder andere Mal die sportliche Betätigung ausfallen lassen, um nicht einen weiteren Termin in unserem Planer zu finden. Optimal scheint es daher, kleinere Zeiteinheiten, und zwar zwischendurch, für ein Körpertraining zu nutzen, weil wir dann keinen zusätzlichen Zeiteinsatz benötigen. Am besten wäre es also, eine Möglichkeit zu finden, die Muskulatur auf einfache Weise und nebenbei zu trainieren.

▶ In Krankengymnastik und Physiotherapie nutzt man isometrische Muskelspannungsübungen schon lange zu therapeutischen Zwecken. Degenerierte Muskulatur wird damit wieder aufgebaut. Isometrisches Muskeltraining ist eine zweckmäßige und professionelle Methode, Muskulatur zu kräftigen. Letztlich ist das sogar ganz nebenbei möglich, ohne zusätzlichen Zeitaufwand. Ein solches Training nebenbei, ist eine gute Maßnahme, Muskelgewebe zu festigen und aufzubauen.

Ob Sie nun am Arbeitsplatz, auf der Heimfahrt mit dem Bus, während der Urlaubsreise im Flugzeug, oder zu Hause beim Fernsehen sind: Sie können nebenbei Ihr isometrisches Muskeltraining absolvieren. Ganz einfach: durch bewusstes Anspannen, Halten der Muskelspannung und anschließendes Lösen der Muskulatur, ergibt sich ein Muskelkräftigungseffekt.

▶ **Isometrisches Training** ist nicht nur eine Muskelkräfti-gungs-methode, die das Trainieren nebenbei möglich macht, sondern fördert und erweitert auch das Körperbewusstsein, und die Körperwahrnehmung. Bewusstsein und Wahrnehmung werden durch die besondere Übungsmethode geschult. Aus dieser Bewusstseins- und Wahrnehmungsschulung ergibt sich zusätzlich eine effektive Unterstützung bei anderen Bewegungs-arten und -formen, wie Yoga, unterschiedlichen Tanzstilen und vielen weiteren Sportarten.

▶ Von Modern Dance bis Ballett oder Pilates, von Krafttraining bis Tennis, von Fußball, über Golf bis Tai Chi fördert isometrisches Training das Körperbewusstsein und sorgt für die erforderliche Körperspannung, welche uns bei den verschiedenen Bewegungsformen unterstützt.

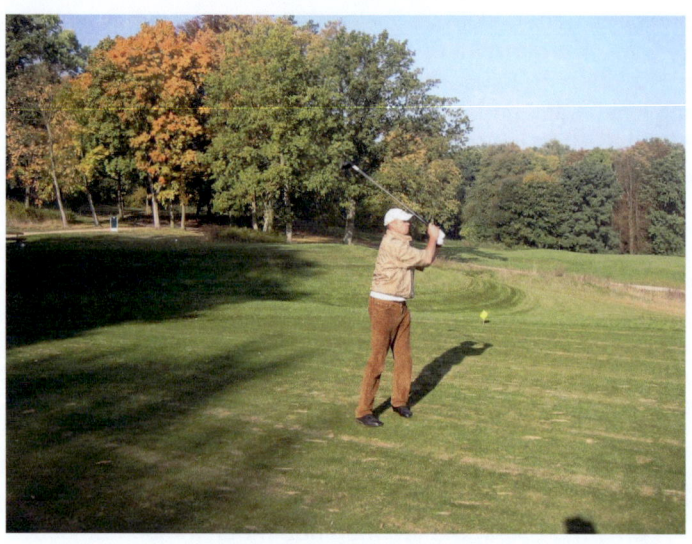

Auch als Vorbereitung für das Golf spielen ist isometrisches Training hilfreich

Isometrisches Training geht damit über normales Muskeltraining hinaus. Das „Kennenlernen" des eigenen Bewegungsapparates gibt es als positiven Effekt obendrein.

► Durch Anspannen und Entspannen der Muskulatur, wird diese in fast ungewohnt einfacher Art und Weise aufgebaut: also Bodyforming, Muskelkräftigung, Körpertraining, ohne zusätzlichen Zeitaufwand, nahezu an jedem Ort und zu jeder Zeit. Sanfte isometrische Muskelspannungsübungen tragen dazu bei, den eigenen Körper gesund und kräftig zu erhalten oder, noch besser trainiert zu sein.

Der Bewegungsapparat
Bau und Funktion der Muskulatur
Mehr als zweihundert Knochen und über sechshundert Muskeln hat der Mensch. Hinzu kommt eine große Anzahl gelenkiger Verbindungen. Diese stehen uns zur Verfügung, um unterschiedlichste Bewegungen auszuführen. Sie ermöglichen uns, auf einem Stuhl zu sitzen, auf eine Leiter zu steigen, oder im Meditationssitz zu verweilen.
Viele einzelne Muskelzellen verbinden sich zu einer Muskelfaser. Viele Fasern wiederum werden zu einem Faserbündel, bis ganz zum Schluss daraus ein funktionsfähiger Muskel entsteht. Durch Bewegung, Sport und besonderes Training sorgen wir dafür, dass Funktionsfähigkeit, Kraft, Ausdauer und Größe der Muskulatur gestärkt werden. Je nach Intensität und Art der körperlichen Betätigung nehmen wir Einfluss auf die Leistungsfähigkeit unserer Muskeln; man könnte auch sagen, auf das „Muskelwachstum".
Ob wir nun sportlich durch den Wald joggen, die Wohnung renovieren, einen Brief schreiben, uns auf dem Surfbrett versuchen, oder mit Messer und Gabel unseren Salat essen.
Immer wissen die jeweiligen Muskelgruppen, und unsere knöchernen Bewegungseinheiten uns so zu leiten, dass gezielte und genau angepasste Bewegungen entstehen.

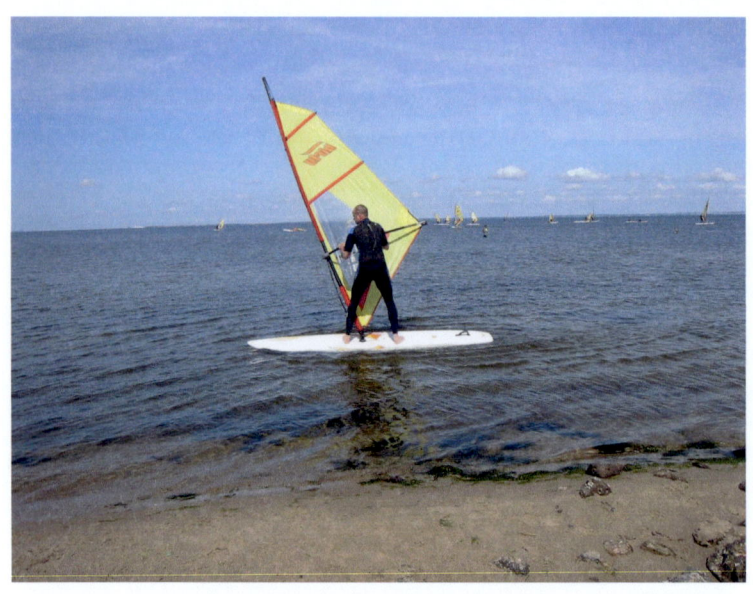

Beim Surfen ist die Körperspannung nötig, die durch isometrisches Training erlernt wird

Unser Nervensystem, als übergeordnete Instanz, sorgt für diese richtige Koordination. Wenn wir uns gemütlich auf unserem Sofa lümmeln und auch wenn wir aufrecht an unserem Schreibtisch sitzen: Gehirn und Nervensystem geben den entsprechenden Impuls an Muskulatur und Bewegungsapparat. Ein tolles System hat die Natur da für uns eingerichtet, mit solch vielfältigen und nützlichen Möglichkeiten. Dieses Wunderwerk zu erhalten, sollte uns ausreichend Aufmerksamkeit, Pflege und sportliches Training wert sein. Mit Hilfe von Nervenimpulsen, die unser Gehirn über Leitungsbahnen an die Muskulatur weiterleitet, entstehen entweder gezielte und bewusste oder aber auch reflektorische Bewegungen, denn unser Bewegungsapparat verfügt über eine Vielzahl perfekt ausgestatteter Muskeln.

Diese sind aus gutem Grund unterschiedlich groß, denn sie erfüllen für uns ja unterschiedliche Aufgaben. Besonders kleine Muskelgruppen finden wir an den Händen und Fingern. Hier werden viele feinmotorische Aufgaben erledigt, da bedarf es einer ebenso feinen Muskelstruktur. In Beinen, Oberschenkeln und Gesäß, befinden sich die größten Muskelgruppen unseres Körpers.

Mit Recht wurde das von der Natur so eingerichtet, denn die Muskulatur dient uns zum einen für unsere Stabilität, also wenn wir stehen oder sitzen. Genauso ermöglicht sie uns das Gehen und bei Bedarf auch das Rennen. Das sind kraftvolle Aktionen, welche kräftiger Muskulatur bedürfen. Von Geburt an ist das alles wunderbar für uns Menschen angelegt und darf sich mit dem Heranwachsen entsprechend entwickeln. Alles ist, der Funktion entsprechend am richtigen Platz und mit einer Ausstattung, die nicht besser sein könnte. Damit all diese Funktionen möglichst lange so erhalten bleiben, wie wir sie von der Natur mitbekommen haben, bedarf einer gewissen Pflege. Körpertraining und entsprechende Lebensweise halten den Organismus gesund. Hierdurch erlangen wir mehr Lebensfreude, die uns dann auch zu einer besonderen Ausstrahlung verhilft. Das macht und erhält uns jugendlich schön. Es entsteht ein positiver Kreislauf von Ursache und Wirkung.

Bewegung und Muskeltonus

Die Grundspannung unserer Muskulatur, wie sie physiologisch vorhanden ist, nennen wir den Muskeltonus. Dieser Spannungs-zustand ermöglicht uns, aufrecht zu gehen oder zu stehen. Auch beim Sitzen hält der Muskeltonus unseren Rücken „gerade". Dass wir in der Lage sind, gezielt nach unserem Bleistift zu greifen, die Tastatur unseres Notebooks zu bedienen und anschließend mit dem Fahrrad durch die Stadt zu fahren, erlaubt uns ein gesunder und ausgewogener Muskelspannungszustand. Er hat nicht nur Einfluss auf unsere Bewegungen, sondern auch auf unsere Beweglichkeit. Ist der Tonus stark erhöht, kann die Be-weglichkeit eingeschränkt werden. Unterschiedliche Faktoren beeinflussen die Grundspannung unserer Muskulatur.

Ungesunder Stress, Schmerzen oder sonstige Befindlichkeits-
störungen erhöhen den Muskeltonus auf negative Weise. Eine
unausgewogen hohe Muskelspannung wiederum, schränkt die
Beweglichkeit ein, und kann uns sogar Schmerzen bereiten.
Schmerzen sorgen im Gegenzug für eine weitere Erhöhung des
Muskeltonus. Es entsteht ein Kreislauf, bei dem Ursache und
Wirkung nur noch schwer auseinanderzuhalten sind.
Ein Beispiel ist der Spannungskopfschmerz. Oft entsteht er durch
einen hohen Muskeltonus im Nackenbereich, also die verspannte
Schulter-Nacken-Muskulatur. Viele Menschen kennen dieses
Symptom. Schuld am Missverhältnis zwischen Anspannung und
Entspannung des Muskelapparates sind häufig, einseitige
Körperhaltung, wenig Bewegung oder allgemeine psychische
Anspannung. Spätestens, wenn wir unser Auto rückwärts in eine
Parklücke manövrieren möchten, und Kopf sowie Oberkörper
dabei wenden, können wir so ein Ungleichgewicht zwischen Mus-
kelspannung und Beweglichkeit deutlich spüren. Was ist zu tun,
um diesem vorzubeugen? Und wie können wir einfache Übungen
in unseren Alltag integrieren, die unsere Muskulatur auf natürliche
Weise aufbaut und sie gleichzeitig gesund erhält?
Die nachfolgenden Trainingsmöglichkeiten können Ihnen dabei
behilflich sein.

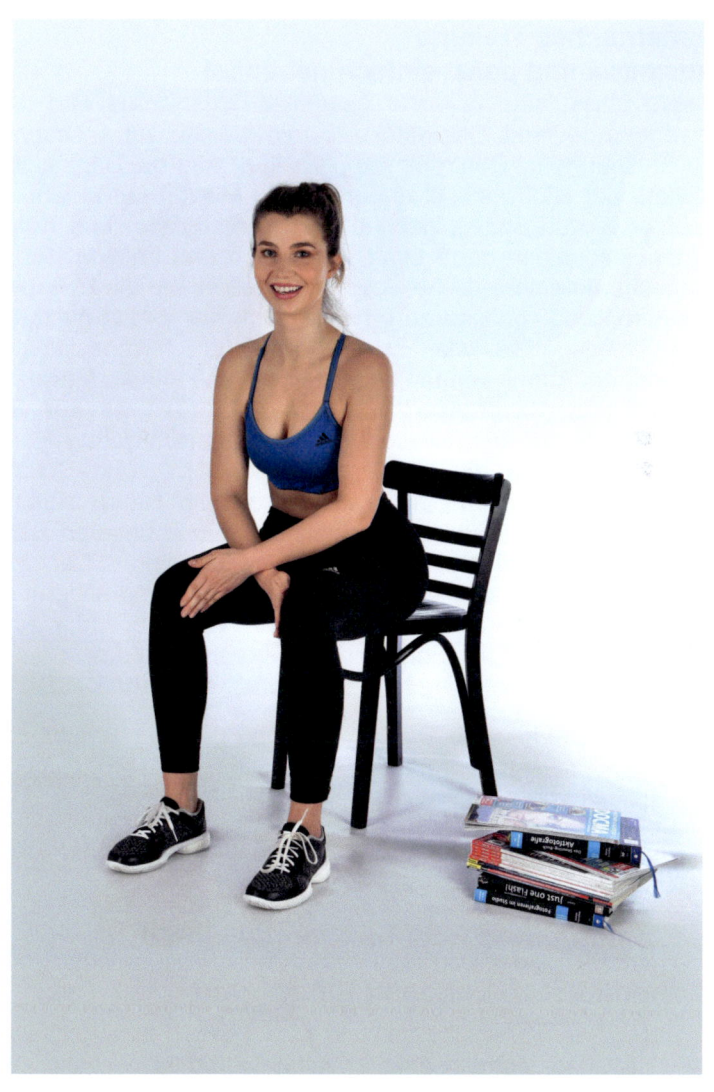

**Anspannen, die Spannung halten, danach die Spannung
wieder lösen. So funktioniert das Training**

Isometrisches Training
Muskeltraining ganz einfach nebenbei

Unsere Muskulatur, ja unser gesamter Organismus wird durch Bewegung gestärkt. Das Muskelsystem reagiert auf Anspannung und Entspannung. Durch dieses „Arbeiten" wird die Durchblutung aktiviert, der Stoffwechsel angeregt, der Muskel gut ernährt. So bleibt er leistungsfähig, gesund und stark. Körper und Körperformen erscheinen dann straff, jugendlich und trainiert. Es gibt zahlreiche unterschiedliche Übungsmethoden, um die Muskulatur zu stärken und gesund zu erhalten. Üblicher Weise nutzen wir dazu Fitnessgeräte, wie Hanteln, Gewichte, Gymnastikbänder und anderes. Damit können wir üben, uns und unsere Muskulatur kräftigen und fit erhalten. Gleichzeitig straffen wir auf diese Weise unser Körpergewebe. Mit einem gewöhnlichen Hanteltraining, trainieren wir meistens unsere Arm- und Schultermuskulatur. Wir halten ein Gewicht in unserer Hand, womit wir den Unterarm auf und ab bewegen und damit unseren Bizeps (Oberarmbeuger) arbeiten lassen, um ihn zu stärken. Der Unterarm nähert sich bei dieser Übung dem Oberarm und entfernt sich anschließend wieder. Diese Unterarmbewegung besteht in einem Anspannen und Entspannen des Oberarmbeugers. Dies ist klassisches Aufbautraining für die entsprechende Muskulatur.

■ Beim isometrischen Training spannen wir die Muskulatur an, halten diese Spannung für etwa zehn Sekunden und entspannen danach wieder.

■ Und das alles, ohne uns dabei zu bewegen, oder Kraftmaschinen zu nutzen.

■ Isometrie bedeutet Längengleichheit.

■ isometrisch bedeutet längentreu.

Für unser isometrisches Training heißt das:
Wir trainieren, ohne uns zu bewegen!
Klingt ungewöhnlich und funktioniert ganz einfach:

Wir spannen den Muskel an und lassen ihn nach einer gewissen Zeit wieder los. Dies unterscheidet sich also deutlich vom üblichen Krafttraining oder beispielsweise vom Heben einer Getränkekiste, wo unsere Muskulatur in und durch Bewegung zum Einsatz kommt. Beim Anheben einer Hantel oder auch der Kiste nähern sich, die Unterarme den Oberarmen, die Arme legen also einen „Weg" zurück. Beim isometrischen Training tun sie genau das nicht. Hier arbeitet die Muskulatur, ohne dass der Gelenkwinkel sich verändert. Nun werden Sie sich fragen: Was soll das bedeuten und wozu soll das gut sein?

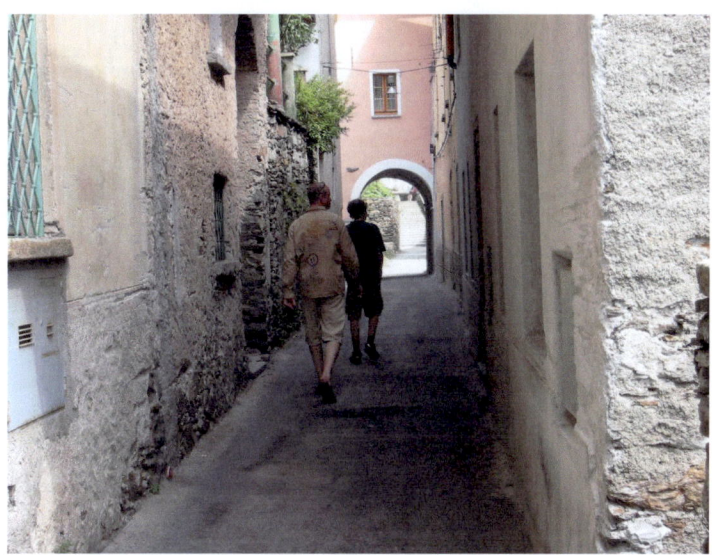

Isometrisch trainieren kann man einfach nebenbei

Diese Art des Übens hat einen großen Vorteil:

Isometrisches Training macht uns unabhängig von Trainingsgeräten, Zeit und Übungsraum.

■ Das bedeutet, dass wir während Reisen in Bahn, Bus oder Flugzeug Zeit und Möglichkeit für dieses Training haben, denn isometrisch trainieren können wir ganz nebenbei.

■ Aber nicht nur auf Reisen haben Sie die Möglichkeit, in dieser Weise zu trainieren. Sicher finden Sie in Ihrem persönlichen Tagesablauf noch mehr Gelegenheiten, bei denen Sie isometrisches Training einsetzen können.

► Die isometrischen Übungen in diesem Buch habe ich so zusammengestellt, dass jede der unterschiedlichen Muskelgruppen in verschiedenen Varianten angesprochen und damit geübt wird.

► Es ist nicht notwendig, in der hier präsentierten Reihenfolge vorzugehen.

► Sie können Ihr persönliches Übungsprogramm nach Ihren eigenen Trainingsschwerpunkten zusammenstellen und gestalten.

Gleich beginnt das Üben !

 Bei den nachfolgenden Übungen atmen Sie stets ganz bewusst und in Ihrem eigenen Atemrhythmus ein und aus.

Zu Anfang dieses besonderen Trainings müssen Sie sich vielleicht erst einmal mit dem Ablauf vertraut machen. Deshalb ist es wichtig, dem regelmäßigen Atmen besondere Beachtung zu schenken. Denn manchmal, gerade bei ungewohnten, neuen Dingen, halten wir in freudiger Erwartung die Luft an. Aber ausgerechnet bei sportlichen Betätigungen und Körpertrainings ist es wirklich wichtig, dem Körper ausreichend Sauerstoff zur Verfügung zu stellen. Das erfrischt nicht nur unsere Sinne, sondern trägt auch wesentliche zu unserer Gesundheit bei.

Wir wissen natürlich, wie wichtig unsere Atmung und der Sauerstoff, den sie liefert, für den Stoffwechsel und die Organfunktionen sind. Um das Luftanhalten oder ungenügendes Atmen zu vermeiden, empfiehlt sich folgende Methode:

➢ **Atmen Sie aus, indem Sie in die Muskelanspannung hineingehen. Während Sie diese Anspannung etwa zehn Sekunden halten, atmen Sie gleichmäßig, bewusst in Ihrem Atemrhythmus weiter.**

➢ Vielleicht benötigen Sie eine kurze „Atemeingewöhnungsphase", aber sehr bald werden Sie dieses Atmen in Ihren Trainingsalltag integriert haben. Und es wird Ihnen geradezu selbstverständlich erscheinen.

➢ **Die Entspannungsphase beim isometrischen Training (also die Zeit, in der Sie die Muskulatur loslassen) beträgt dann rund fünf Sekunden. Hier dürfen sich Ihre Muskeln entspannen.**

■ Ganz einfach also: Muskulatur anspannen, in Gedanken langsam bis zehn zählen, Muskulatur loslassen und bis fünf zählen usw.

■ Diesen Vorgang wiederholen Sie pro Muskelgruppe fünf bis zehn Mal. So entsteht ein effektiver, optimaler Trainingserfolg für Ihre Muskulatur.

Isometrisches Training ist ein besonders sanftes Körpertraining. So kann es von jeder Altersgruppe von geübten und weniger geübten Menschen genutzt werden. Verletzung oder Überforderung sind nahezu ausgeschlossen. Sollten Sie während des isometrischen Programms wider Erwarten trotzdem körperliche Beschwerden bekommen, die Fragen aufwerfen, wenden Sie sich an einen Arzt oder Heilpraktiker Ihres Vertrauens.

Viel Spaß bei Ihrem Training!

Körperwahrnehmung

Vielleicht bedarf es einer kurzen „Kennenlernphase", um isometrisches Training optimal nutzen zu können. Nicht immer haben wir alle Muskelgruppen so in unserem Bewusstsein präsent, dass wir auf Anhieb wüssten, wo und wie diese anzuspannen sind.

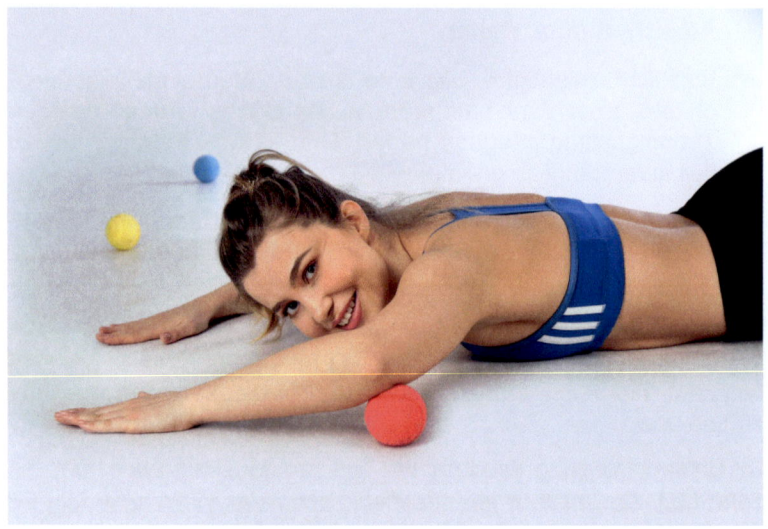

Ein Softball hilft beim Training

Ein kleiner Helfer ist da der Softball. Er hilft bei einem kurzen Eingangstraining, Klarheit über die einzelnen Muskelgruppen zu bekommen, und erleichtert den Einstieg in das isometrische Training. Der kleine Softball ist außerdem ein guter Trainingsbegleiter bei der Unterstützung isometrischen Übens. Er bringt Abwechslung ins Training und erinnert uns an unser einfaches Sportprogramm. Er ist ein kleines, leichtes „Trainingsgerät" das in jede Handtasche und jedes Reisegepäck passt. Der Softball kann uns, wenn wir unterwegs sind, vielleicht sogar zu unseren isometrischen Übungen animieren.

Isometrisch trainieren mit Softball
Übungen im Sitzen

▶ **nebenbei, zu Hause oder unterwegs**
für Bauch, Beine und Po, Hände, Arme und Co.
Ausführung auf Hocker, Stuhl, Sessel oder ähnlichem Sitzmöbel

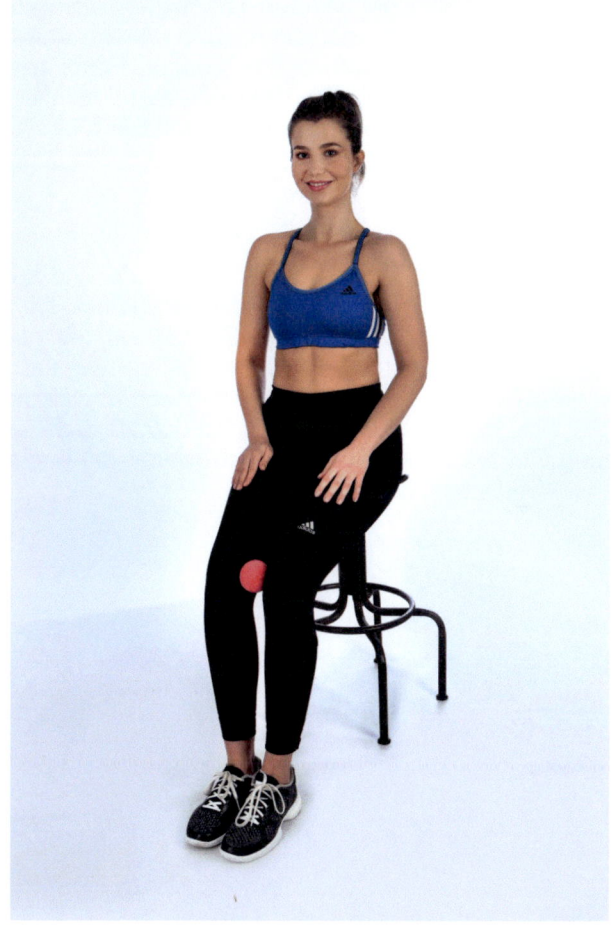

Mit dem Softball die Oberschenkel / Adduktoren trainieren

1 Für die Muskulatur der **Oberschenkelinnenseiten**

Sie sitzen aufrecht auf Stuhl oder Hocker, die Füße stehen auf dem Boden. Klemmen Sie nun den Softball leicht zwischen den Innenseiten beider Knie ein. Ihre Hände legen Sie auf den Oberschenkeln ab. Drücken Sie jetzt den Ball mit den Innenseiten beider Knie zusammen und halten Sie diese Position, indem Sie langsam bis zehn zählen. Dabei entsteht eine Muskelspannung hauptsächlich im Bereich der inneren Oberschenkelmuskulatur. Mit Ihrer Aufmerksamkeit begleiten Sie diese muskuläre Spannung.   Das verstärkt den Trainingseffekt. Ganz bewusst lösen Sie die Spannung der Muskeln wieder auf und machen eine kurze Pause, indem Sie bis fünf zählen. Fahren Sie fünf bis zehn Mal in dieser Weise mit dem isometrischen Muskeltraining fort. (Siehe Abbildung Seite 19)

2 Für die Muskulatur der **Unterschenkel**

Sie behalten die sitzende Position inne. Die Hände sind auf den Oberschenkeln abgelegt, der Rücken ist aufgerichtet. Den Ball legen Sie unter Ihren rechten Vorderfuß. Drücken Sie nun mit dem Vorderfuß den Ball zusammen und halten Sie ihn zehn Sekunden heruntergedrückt. Anschließend lassen Sie wieder los. Machen Sie eine Pause von fünf Sekunden und wiederholen Sie den Vorgang fünf bis zehn Mal. Danach trainieren Sie in gleicher Weise den linken Unterschenkel.

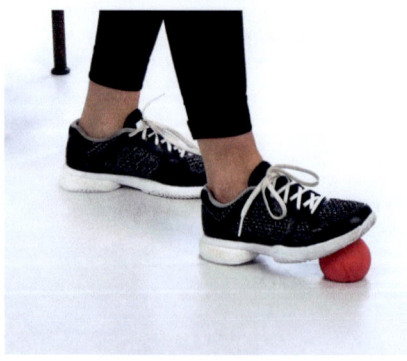

So wird der Unterschenkel gekräftigt

3 Für die Muskulatur der **Oberschenkelrückseite**
Bleiben Sie in der Position wie bisher. Ihre Hände liegen auf den Oberschenkeln, der Rücken ist aufgerichtet. Ihren Softball legen Sie zwischen die Sitzfläche Ihres Stuhls und die Mitte Ihrer rechten Oberschenkelrückseite. Während Sie ausatmen, drücken Sie den Ball mit dem Oberschenkel gegen den Stuhl und halten ihn heruntergedrückt. Wie auch bei den vorherigen Übungen atmen Sie gleichmäßig weiter, während Sie diese Muskelspannung halten. Nach etwa zehn Sekunden lösen Sie die Spannung. Warten Sie etwa fünf Sekunden bevor Sie den Vorgang wiederholen. Tun Sie das fünf bis zehn Mal und führen Sie diese Übung danach mit dem linken Oberschenkel aus.

4 Für die Muskulatur der **Innenseiten der Beine**
Bleiben Sie sitzen wie bisher. Der Rücken ist aufgerichtet. Den Ball platzieren Sie, ihn etwa fünf Zentimeter oberhalb Ihrer Fußknöchel. Drücken Sie dann mit der gesamten Kraft Ihrer Beine gegen den Ball. Zählen Sie erneut bis zehn. Dabei gehen Sie der Muskelspannung mit Ihrer Aufmerksamkeit nach. Lösen Sie die Anspannung wieder auf. Machen Sie eine kleine Pause, während der Sie bis fünf zählen. Diese Übung für die Innenseite Ihrer Beine wiederholen Sie fünf bis zehn Mal.

5 Für die Muskulatur des **Gesäßes**:
Bleiben Sie sitzen wie zuvor. Ihr Rücken ist aufgerichtet.
Die Hände sind auf den Oberschenkeln abgelegt. Der Softball wird zwischen der Sitzfläche Ihres Stuhls und der Mitte Ihres rechten Gesäßmuskels platziert. Drücken Sie den Ball gegen die Sitzfläche des Stuhls, indem Sie die Gesäßmuskulatur anspannen. Halten Sie die Muskelspannung für zehn Sekunden. Danach lassen Sie die Anspannung los. Für fünf Sekunden bleibt der Muskel nun entspannt. Wiederholen Sie die Übung fünf bis zehn Mal mit der rechten Seite Ihrer Gesäßmuskulatur, dann mit der linken Seite.
(Siehe Abbildung Seite 22)

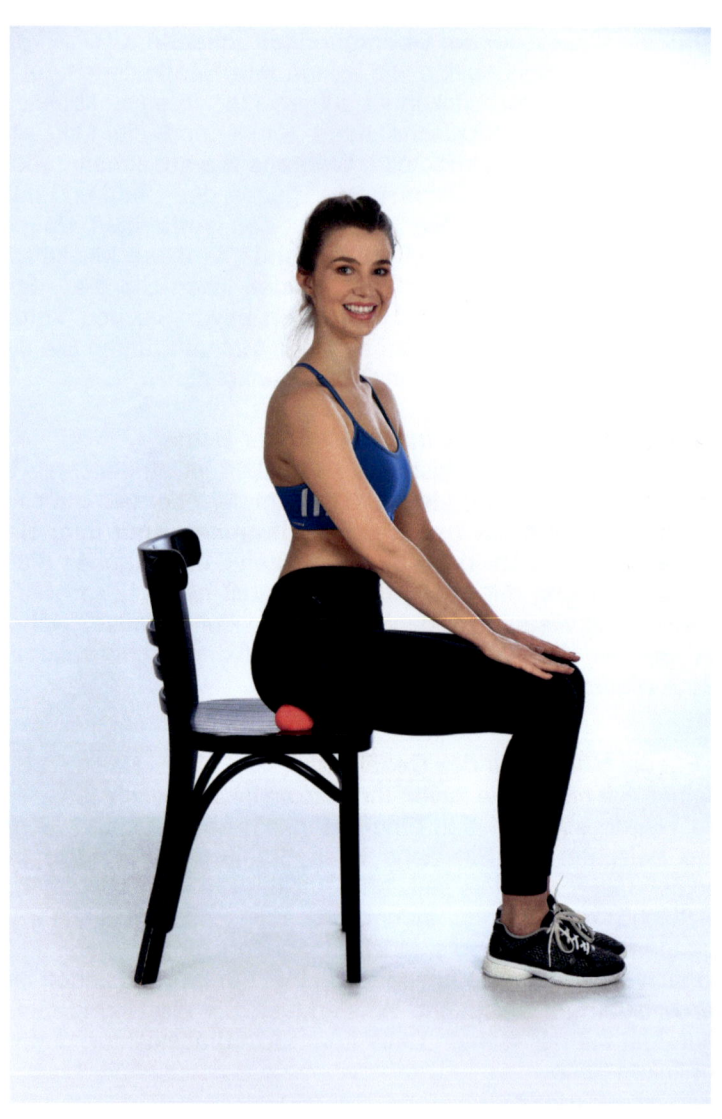

Die Gesäßmuskulatur trainieren

6 Für die **Bauchmuskulatur:**
Bleiben Sie sitzen wie zuvor. Nehmen Sie Ihre Position auf dem Stuhl noch einmal ganz bewusst wahr. Die Wirbelsäule haben Sie aufgerichtet. Das untere Ende Ihrer Wirbelsäule wird von Ihrem Steißbein gebildet. Können Sie das Steißbein auf der Sitzfläche Ihres Stuhles spüren? Ihre Fußsohlen berühren den Boden, die Hände liegen auf den Oberschenkeln. Nehmen Sie den aufgerichteten Rücken sowie Ihre Sitzposition wahr und klemmen Sie dann sanft Ihren Softball zwischen rechte Hand und rechten Oberschenkel. Ihre linke Hand ist während dessen auf dem linken Oberschenkel abgelegt. Beugen Sie sich nun ganz langsam nach vorn. Stellen Sie sich vor, Sie wollten Ihr Steißbein in die Sitzfläche Ihres Stuhles drücken, während Sie gleichzeitig mit der rechten Hand den Ball auf den rechten Oberschenkel pressen. Spannen Sie dabei den großen Bauchmuskel an. Halten Sie diese Trainingsspannung und zählen Sie dabei langsam bis zehn. Danach lösen Sie die Anspannung wieder und richten die Wirbelsäule erneut auf. Nach einer Pause von fünf Sekunden trainieren Sie in gleicher Weise weiter. Wiederholen Sie diesen Vorgang mehrmals. Den Softball nehmen Sie dabei nach der Hälfte der Übungseinheiten in die linke Hand.
(Abbildung Seite 24)

7 Für die **Schulter- und Rumpfmuskulatur**
Bleiben Sie auf Ihrem Stuhl sitzen, Ihre Wirbelsäule ist ganz bewusst aufgerichtet, mit beiden Fußsohlen spüren Sie den Fußboden. Die Schultern sind locker, beide Arme hängen frei neben dem Körper. Halten Sie den Ball nun seitlich zwischen rechtem Oberarm und oberem Rumpf. Dann drücken Sie den Ball zusammen, indem Sie den rechten Arm seitlich zum Oberkörper heranziehen. Sie halten diese Muskelspannung wieder zehn Sekunden und machen anschließend eine Pause von fünf Sekunden. Wiederholen Sie dieses isometrische Training fünf bis zehn Mal mit dem rechten, danach mit dem linken Arm.

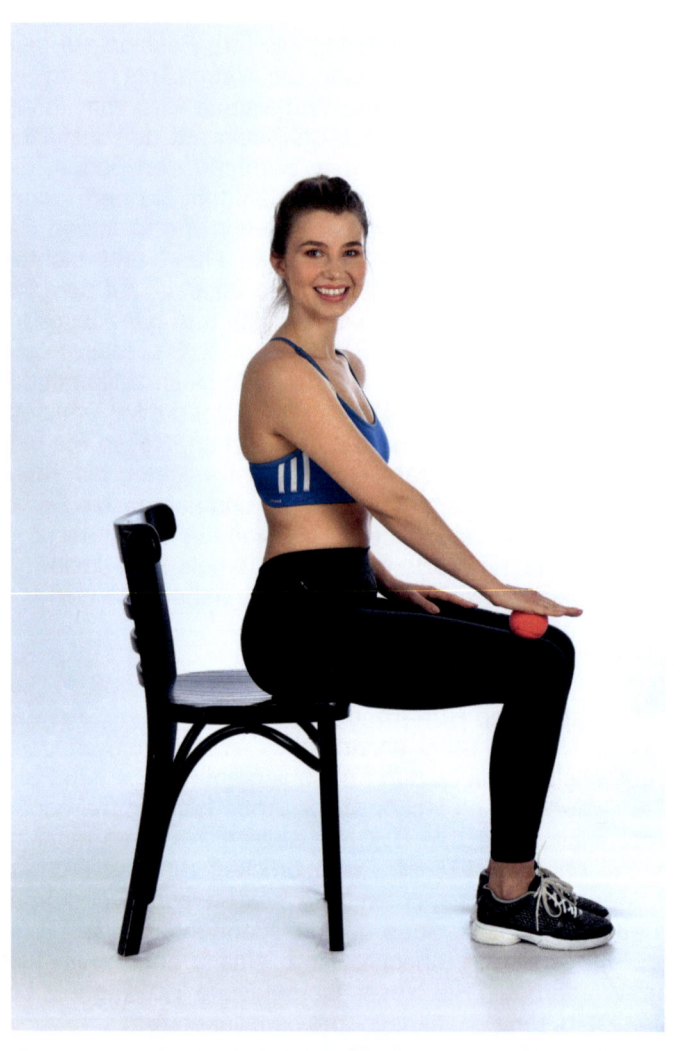

Der Softball unterstützt die Muskelspannung in der Bauchmuskulatur

8 Für die **obere Arm-, Brust- und Rumpfmuskulatur:**
Sie sitzen auf Ihrem Stuhl, der Rücken ist gerade, die Fußsohlen sind auf dem Boden. Nehmen Sie den Ball nun zwischen Ihre beiden Handinnenflächen. Ihre Ellenbogen sind gebeugt und zeigen zur Seite. Drücken Sie den Ball langsam zwischen Ihren beiden Händen zusammen. Spüren Sie, wie die Muskulatur Ihrer Arme und Ihres Brustmuskels dabei anspannt. Halten Sie diese Spannung für zehn Sekunden, und lösen Sie sie danach wieder auf. Nach einer Pause von fünf Sekunden wiederholen Sie diese Übung. Üben Sie in dieser Weise fünf bis zehn weitere Male.

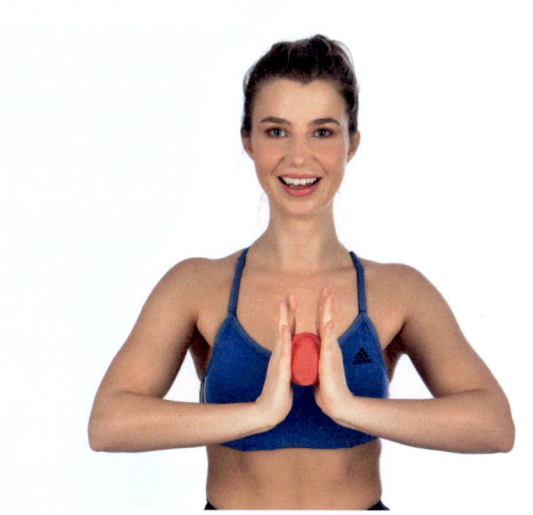

So kräftigt man Arm- und Brustmuskulatur

9 Für die Muskulatur des **Oberarmbeugers**, (Bizeps)
Weiterhin bleiben Sie aufrecht sitzen. Den Ball halten Sie wie in der Übung zuvor in Ihrer rechten Hand.

Ihr Handrücken ist auf dem Oberschenkel abgelegt, das Ellenbogengelenk etwa im   rechten Winkel gebeugt. Drücken Sie den Ball mit Ihrer rechten Hand ganz leicht zusammen und ziehen Sie den Unterarm in Ihrer Vorstellung zu sich heran. Durch diese Beugungsspannung des Armes spannt Ihr Bizeps an. Diese Muskelspannung halten Sie für zehn Sekunden. Danach lassen Sie den Unterarm langsam zurück gleiten und lockern die Muskelspannung. Machen Sie nochmals eine fünf Sekunden Pause. Wiederholen Sie den Wechsel zwischen Anspannen und Entspannen fünf bis zehn Mal. Danach trainieren Sie Ihren linken Bizeps.

10 Für die Muskulatur der **Hände und Unterarme:**
Sie bleiben auf Ihrem Stuhl aufrecht sitzen. Nehmen Sie Ihren Ball in die rechte Hand. Ihr Arm ist ungefähr rechtwinklig gebeugt, und so gedreht, dass der rechte Handrücken auf dem rechten Oberschenkel abgelegt ist. Drücken Sie den Ball nun langsam mit Ihrer rechten Hand zusammen, und zählen Sie währenddessen, langsam bis zehn. Folgen Sie mit Ihrer Aufmerksamkeit der Muskelspannung in Hand und Unterarm.
Danach lösen Sie die Spannung wieder. Zählen Sie nun langsam bis fünf. Dies ist die Erholungsphase für Ihre Muskulatur. Führen Sie dieses Zusammendrücken und Loslassen Ihres Balles weitere fünf bis zehn Mal aus, danach üben Sie in gleicher Weise mit der linken Hand. Die Trainingspausen sind ein Teil des Trainings.

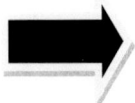 *Bitte denken Sie daran, bei Ihren isometrischen Übungen stets gleichmäßig weiter zu atmen.*

Übungen im Stehen

► am Arbeitsplatz, zu Hause und anderswo
Training für den gesamten Körper

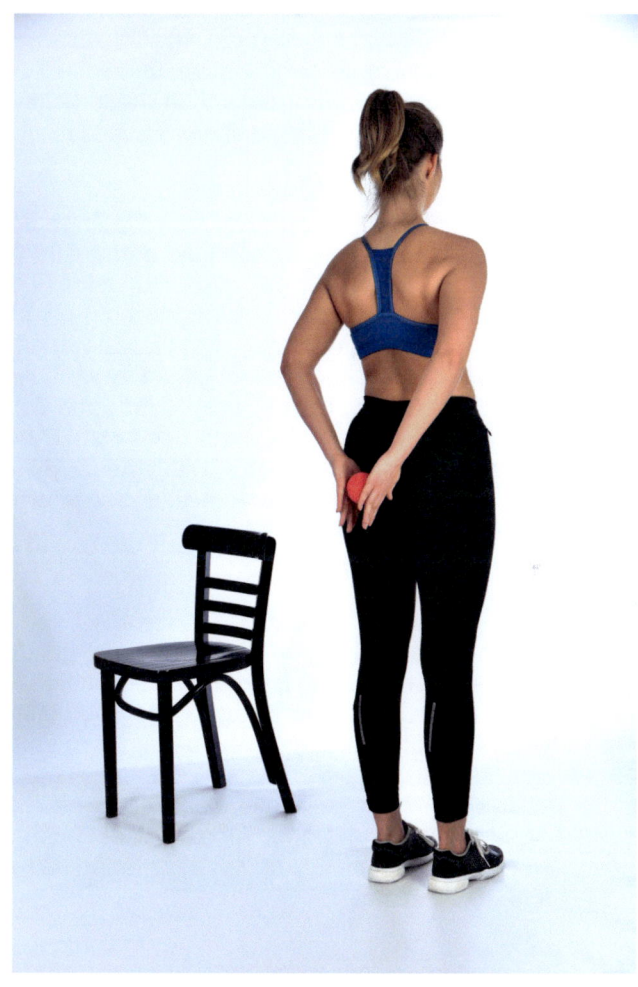

Training hauptsächlich tur Schultern und oberen Rücken　　　27

1 Für die obere **Rücken- und Schultermuskulatur**

Sie stehen auf dem Boden, die Füße ungefähr hüftbreit ge-
grätscht, die Wirbelsäule ist bewusst aufgerichtet. Nehmen Sie
den Softball in die rechte Hand und führen Sie anschließend
beide Arme gestreckt hinter den Rücken, so dass Sie Ihren Ball
nun mit beiden Händen fassen können. In dieser Position
drücken Sie den Ball mit beiden Händen gleichzeitig zusammen,
halten diesen Druck, indem Sie bis zehn zählen, und lassen dann
wieder los. Nach einer Pause von fünf Sekunden wiederholen Sie
den Vorgang weitere fünf bis zehn Male. (Abbildung Seite 27)

2 Für **Gesäß- und Rückenmuskulatur**

Bleiben Sie am Boden stehen wie zuvor. Nehmen Sie Ihren Ball
in die rechte Hand und führen Sie anschließend den gestreckten
rechten Arm nach hinten. Legen Sie den Arm mit Ball auf Ihrer
rechten Gesäßhälfte ab. Jetzt drücken Sie langsam mit der rechten Hand gegen den Ball und damit gegen den Gesäßmuskel. Im
Gegenzug spannen Sie den großen Muskel gegen Ihren Ball.
Spüren Sie die Muskelspannung, die in Rücken, Arm und Gesäß
entsteht. Halten Sie diese Spannung für zehn Sekunden. Danach
lassen Sie wieder los. Nach fünf Sekunden wiederholen Sie den
Vorgang. Tun Sie das insgesamt fünf Mal und trainieren Sie
anschließend die linke Gesäßhälfte.

3 Für den **Bauchmuskel**

Sie bleiben aufgerichtet stehen wie bisher. Greifen Sie Ihren Ball
mit der rechten Hand. Daraufhin führen Sie beide Arme gestreckt
nach vorn und verschränken die linke Hand über der rechten.
Beide Arme drücken Sie dann so verschränkt gegen den unteren
Bauch (auf Höhe des Schambeins) um gleichzeitig Ihren unteren
Bauch gegen den Ball zu pressen. Stellen Sie sich dabei vor,
dass Sie Ihr Schambein einen Millimeter nach oben bewegen.
Halten Sie die Muskelspannung erneut für zehn Sekunden, um
dann wieder eine Pause von fünf Sekunden einzulegen. Wiederholen Sie alles fünf bis zehn Mal.

4 Für den **Brustmuskel**

Sie stehen weiterhin auf dem Boden. Strecken Sie beide Arme vor der Brust aus. Ihre beiden Hände halten den Softball. Drücken Sie den Ball jetzt, mit Hilfe beider Arme zusammen. Folgen Sie der Muskelspannung im Bereich Brustmuskulatur und Oberarm mit Ihrer Aufmerksamkeit. Halten Sie diese Spannungsposition für zehn Sekunden und machen Sie danach fünf Sekunden Pause. Wiederholen Sie die gesamte Übung fünf bis zehn Mal.

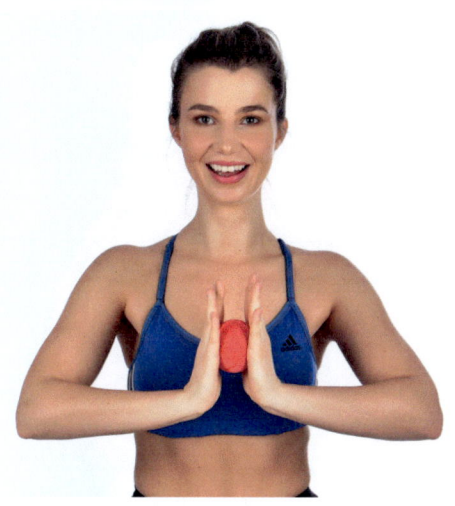

Kräftigung der Brustmuskulatur

5 Für **Hand- und Armmuskeln**

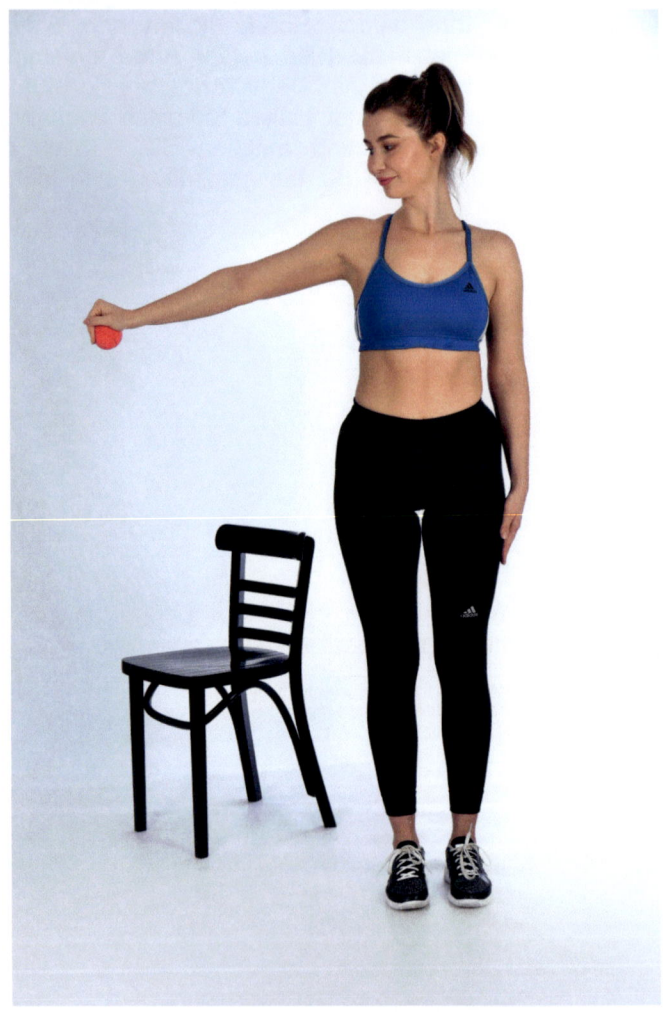

Stärkung von Hand- und Armmuskulatur

Bleiben Sie auf dem Boden stehen, beide Arme seitlich neben dem Körper. Ihren Ball nehmen Sie in die rechte Hand. Drücken Sie ihn in der Hand langsam zusammen. Halten Sie diesen Druck, indem Sie bis zehn zählen und lassen Sie danach wieder los. Nach einer Pause von zehn Sekunden wiederholen Sie diesen Vorgang. Üben Sie auf diese Weise fünf bis zehn Mal mit der rechten Hand, danach üben Sie genauso mit links.

6 Für **Hand- und Oberarmmuskeln**

Sie bleiben auf dem Boden stehen wie vorher. Nehmen Sie den Ball erneut in die rechte Hand, drücken Sie ihn langsam zusammen und beugen Sie nun zusätzlich den rechten Ellenbogen, um den Bizeps mit anzuspannen. Die Spannung halten Sie wie gewohnt zehn Sekunden. Danach lösen Sie sie wieder auf und wiederholen das Ganze nach einer kleinen Pause von fünf Sekunden. Diese Übung für die Kräftigung der Hand- und Oberarmmuskulatur führen Sie fünf zehn bis Mal so aus.

7 Für die **Innenseiten der Oberschenkel, die Adduktoren**

Ihre Ausgangsposition ist, wie zuvor, auf dem Boden stehend. Ihren Softball halten Sie leicht zwischen den Oberschenkelinnenseiten, ungefähr zehn bis fünfzehn Zentimeter oberhalb Ihrer Knie. Ihren Rücken richten Sie danach noch einmal bewusst auf. Danach drücken Sie den Ball mit Hilfe Ihrer Oberschenkel zusammen. Spüren Sie dieser Spannung, im Bereich Ihrer Oberschenkelinnenseiten nach. Halten Sie die Position für zehn Sekunden und lösen Sie diese danach wieder. Nach einer Pause von fünf Sekunden, wiederholen Sie diese Übung weitere fünf bis zehn Mal.

8 Für die **Wadenmuskulatur**

Während Sie weiterhin auf dem Boden stehen bleiben, machen Sie nun mit dem rechten Fuß und legen den Ball unter Ihren rechten Vorderfuß, Ihre Ferse bleibt dabei auf dem Boden stehen. Richten Sie sich wieder auf und drücken Sie jetzt mit dem vorderen Teil Ihres Fußes den Ball fest zu Boden. Halten Sie diesen Druck zehn Sekunden. Danach gibt es eine Pause, in der Sie langsam bis fünf zählen. Wiederholen Sie diese Übung fünf bis zehn Mal. Darauf trainieren Sie in gleicher Weise das linke Bein.

Sie nun mit dem rechten Fuß einen kleinen Schritt nach vorn und legen den Ball unter Ihren rechten Vorderfuß. Ihre Ferse bleibt

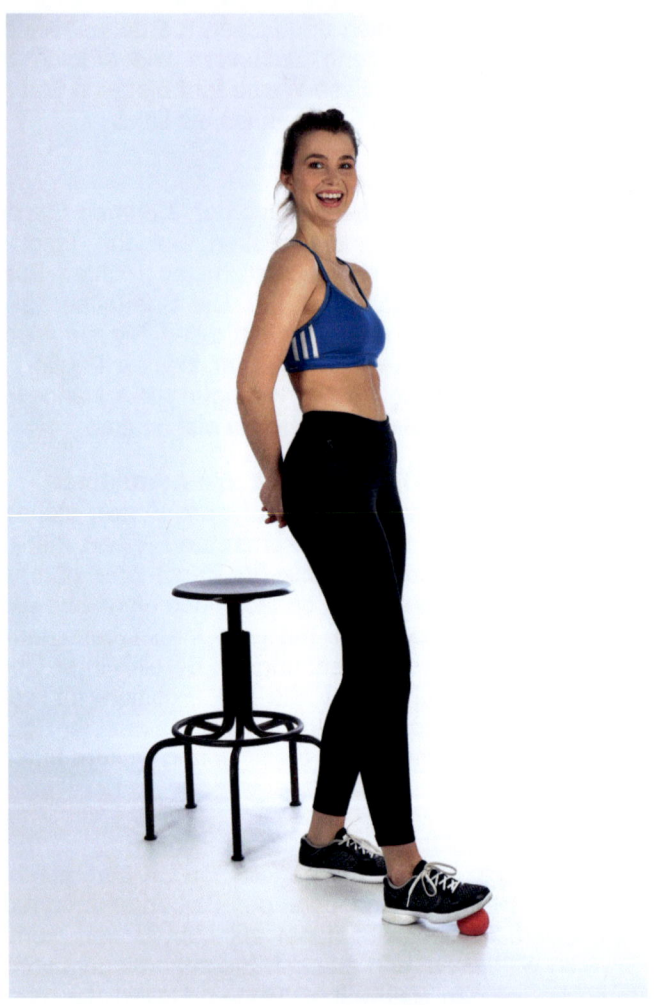

Training für die Waden- und Schienbeinmuskulatur

9 Für die **Rückseite der Oberschenkel und das Gesäß**
Bleiben Sie weiterhin stehen wie vorher. Mit dem rechten Bein
machen Sie einen kleinen Schritt nach hinten. Dann legen Ihren
Softball unter die rechte Ferse.

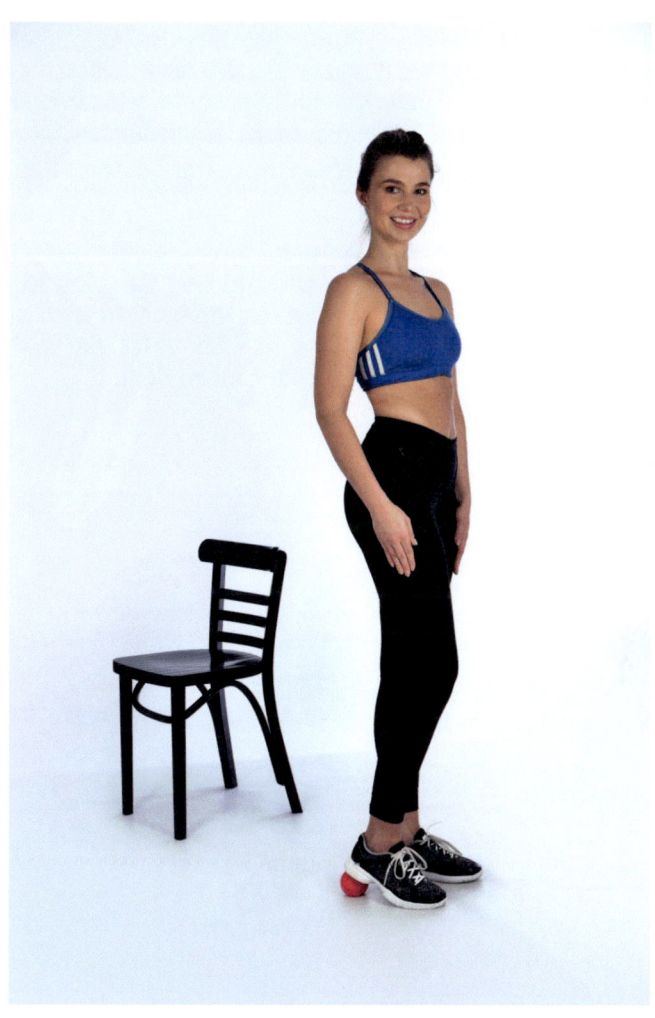

Training für Oberschenkel und Gesäß

Ihren Rücken richten Sie danach wieder auf. Drücken Sie nun den Ball mit der Ferse zu Boden. Achten Sie bitte darauf, dass Ihr Knie während des Übens nicht durchgestreckt wird, sondern stets leicht gebeugt bleibt. Während Sie Ihren Ball mit der Ferse zu Boden drücken, arbeitet die   Muskulatur Ihrer Beine. Spüren Sie dieser Muskelspannung nach und halten Sie die Position für zehn Sekunden. Nach einer Pause von fünf Sekunden wiederholen Sie die Übung fünf bis zehn weitere Male. Dann führen Sie alles genau so mit dem linken Bein aus.

10 Für die **Beinmuskulatur**
Platzieren Sie den Softball mitten unter Ihrem rechten Fuß. Richten Sie sich anschließend wieder auf. Drücken Sie jetzt den Ball mit Ihrem Fuß zu Boden, um so Muskelspannung im Bein aufzubauen. Wiederholen Sie die Übung fünf bis zehn Mal mit dem rechten, dann fünf bis zehn Mal mit dem linken Bein.

Kräftigungsübungen im Liegen
▶ zu Hause und im Urlaub

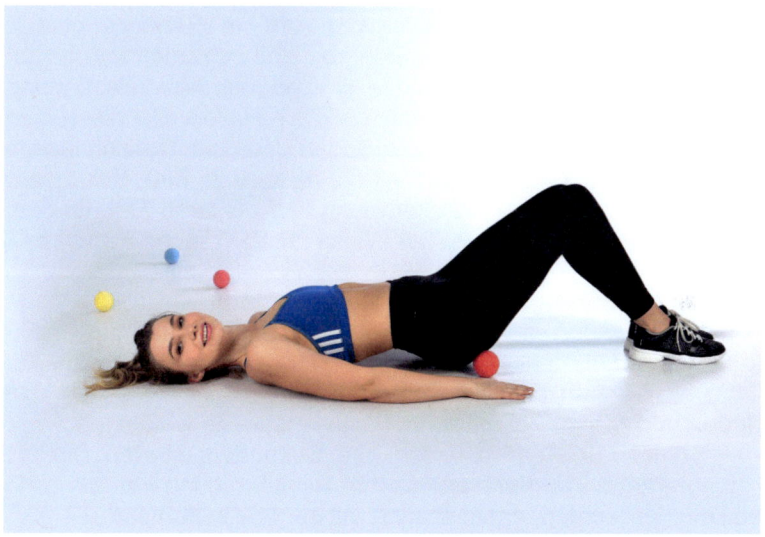

Training für Bauch und unteren Rücken

1 Für die **untere Rücken- und unter Bauchmuskulatur**
Sie liegen auf dem Rücken, die Füße sind auf den Boden gestellt,
die Knie zeigen zur Zimmerdecke. Aus dieser Position heben Sie
Ihr Becken nun ein wenig an, um den Softball in Höhe Ihres
Kreuzbeins, in der Mitte Ihres unteren Rückens zu platzieren.
Anschließend lassen Sie Ihr Becken herunter (die Füße bleiben
auf dem Boden stehen) und drücken sanft gegen den Ball.
Spüren Sie der entstehenden Muskelspannung nach. Halten Sie
diese Spannung für zehn Sekunden. Machen Sie danach eine
Pause von fünf Sekunden. Die gesamte Übung wiederholen Sie
fünf bis zehn Mal.

2 Für **Arm- und Schultermuskulatur**

Legen Sie sich auf eine Decke oder Gymnastikmatte die Sie zuvor auf dem Boden ausgebreitet haben. Die Arme lassen Sie ausgestreckt neben sich liegen. In Ihrer rechten Hand haben Sie Ihren Softball. Mit dem ausgestreckten Arm (im Ellenbogengelenk nicht durchgestreckt) drücken Sie Ihren Ball zu Boden und halten die Spannung. Können Sie diese entstehende Muskelspannung in Arm- und Schultermuskulatur spüren? Halten Sie die rechte Hand zehn Sekunden gegen den Boden gedrückt. Danach lassen Sie wieder los und machen eine Pause von fünf Sekunden. Wiederholen Sie diese Schulterübung fünf bis zehn Mal mit dem rechten Arm, danach in gleicher Weise mit dem linken Arm.

3 Für **Schulter- und obere Rumpfmuskulatur**

Bleiben Sie liegen wie bisher. Legen Sie den Ball unter Ihre rechte Schulter, ungefähr auf Höhe des oberen Schulterblatt-winkels. Drücken Sie nun den Ball mit der rechten Schulter gegen den Boden und zählen Sie bis zehn. Dann lassen Sie wieder los.
Nach einer kurzen Pause von fünf Sekunden, starten Sie die Übung erneut. Wiederholen Sie Ihre Schulterübung fünf bis zehn Mal mit der rechten, anschließend mit der linken Schulter.

4 Für den **Bauch**

Begeben Sie sich in die Bauchlage. Den Kopf legen Sie auf der rechten Wange ab. Nachdem Sie den Softball zwischen Boden und Schambein geklemmt haben, strecken Sie die Arme seitlich neben dem Körper aus. Nun drücken Sie mit dem Unterbauch Ihren Ball zum Boden und halten diese Spannung für zehn Sekunden. Anschließend gehen Sie in eine Fünf – Sekunden - Pause. Drehen Sie dabei Ihren Kopf langsam auf die linke Wange, um die Halswirbelsäule zu entlasten. Nach der Pause nehmen Sie Ihre Ausgangsstellung wieder ein und wiederholen diese Übung insgesamt fünf bis zehn Mal.

5 Für die **Schultern**

Bleiben Sie in der Bauchlage. Ihren Kopf legen Sie auf die linke Wange, die Ellenbogen beugen Sie, Ihre Hände liegen ungefähr auf Höhe des Kopfes auf dem Boden. Legen Sie Ihren Ball unter den linken Ellenbogen und drücken Sie ihn mit dem Ellenbogen zu Boden. Halten Sie diesen Druck, indem Sie langsam bis zehn zählen, und lassen Sie danach wieder los.

Machen Sie eine Pause, in der Sie langsam bis fünf zählen. Diese gesamte Übung wiederholen Sie fünf bis zehn Mal. Dann drehen Sie Ihren Kopf auf die linke Wange und trainieren in gleicher Weise mit dem rechten Ellenbogen.

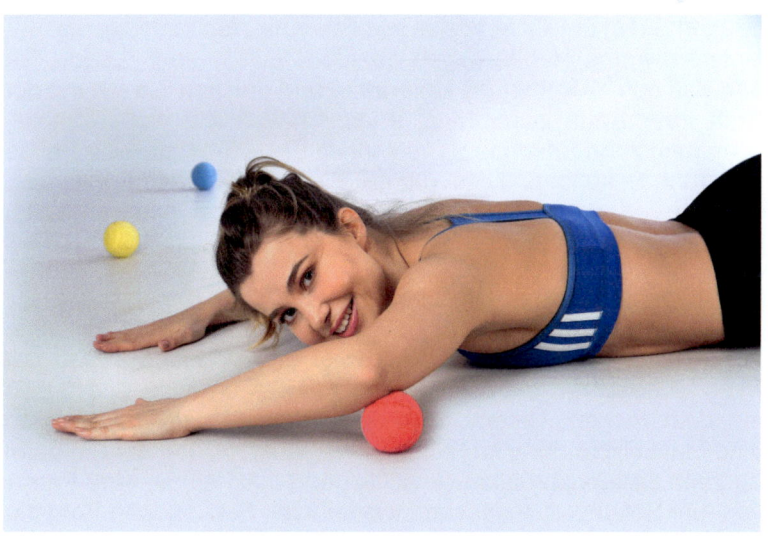

Stärkung der Schultermuskulatur

6 Für **Brust- und Armmuskulatur**

Legen Sie sich auf Ihre rechte Seite. Die Knie sind dabei gebeugt und aufeinander gelegt, die Arme vor dem Körper ausgestreckt. Nehmen Sie Ihren Softball in beide Hände, die Arme bleiben sanft gestreckt. Drücken Sie mit der Oberseite der linken Hand gegen den Ball. Es entsteht eine Muskelspannung im Bereich der Arme und des Brustmuskels. Spüren Sie dem nach. Halten Sie den Spannungszustand für zehn Sekunden.

Danach machen Sie eine Pause von fünf Sekunden und wiederholen diese Übung insgesamt fünf bis zehn Mal. Dann drehen Sie sich auf die linke Seite und tun das Gleiche.

7 Für die **Brustmuskulatur**

Bleiben Sie in der Seitenlage, dieses Mal auf Ihrer linken Seite. Ihre Knie sind gebeugt und liegen aufeinander. Ihre Ellenbogen beugen Sie in ähnlicher Weise wie Ihre Knie, rechtwinklig, die Unterarme und Hände liegen ebenfalls aufeinander. Legen Sie den Ball nun zwischen die Unterarme und drücken Sie ihn mit der Kraft Ihrer Arme zusammen. Wieder halten Sie diese Muskelspannung zehn Sekunden. Dann lösen Sie sie auf, für eine Pause von fünf Sekunden. Dies führen Sie fünf bis zehn Mal aus. Danach verfahren Sie in gleicher Weise auf der anderen Seite.
(Abbildung Seite 39)

8 Für die **Oberschenkelrückseite**

Sie liegen auf der linken Seite, die Beine aufeinander, die Knie bilden einen rechten Winkel. Mit Ihrer rechten Hand führen Sie Ihren Softball an die rechte Oberschenkelrückseite und halten mit dem rechten Unterschenkel dagegen. Bauen Sie langsam eine Muskelspannung im rechten Oberschenkel auf, die Sie dann für zehn Sekunden halten. Anschließend machen Sie eine Pause von fünf Sekunden. Insgesamt wiederholen Sie diesen Vorgang fünf bis zehn Mal. Danach drehen Sie sich auf die rechte Seite und üben in gleicher Weise mit dem linken Oberschenkel.

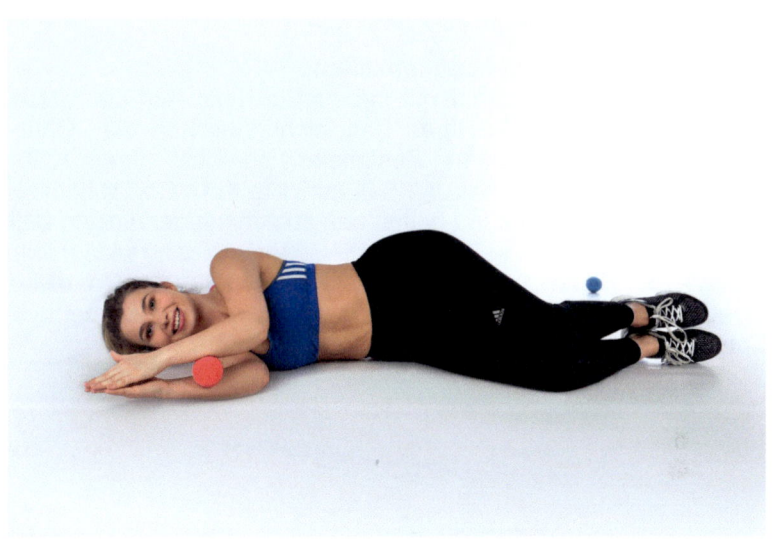

Training für Brust- und Schultermuskel

9 Für den **unteren Bauch und Beckenboden**
Drehen Sie sich noch einmal, in Rückenlage. Stellen Sie die
Füße auf den Boden, die Fersen so nah wie möglich zum Gesäß.
Legen Sie den Ball auf Ihren Unterbauch, auf Höhe Ihres Schambeins. Spannen Sie danach den Beckenboden, die Muskelpartie im Schritt, und den Unterbauch an. Danach drücken Sie, in
Ihrer Vorstellung, den Ball zwischen Bauch und Oberschenkeln
zusammen. Halten Sie diese Position für zehn Sekunden und
lösen Sie sie danach wieder auf. Nach einer Pause von fünf
Sekunden wiederholen Sie die Übung. Insgesamt trainieren Sie in
dieser Form fünf bis zehn Mal.

10 Für die **Oberschenkelinnenseiten**

Legen Sie sich wie vorher mit gebeugten Knien auf die rechte Seite und klemmen Sie Ihren Ball leicht zwischen die Oberschenkel, ungefähr zehn Zentimeter oberhalb Ihrer Knie. Anschließend drücken Sie den Ball mit Hilfe Ihrer Oberschenkelmuskulatur zusammen. Sie halten den zusammengedrückten Ball zehn Sekunden und lassen die Muskelspannung dann wieder los. Nach einer Pause von fünf Sekunden wiederholen Sie diese Anspannungssequenz. Diesen Wechsel von Anspannung und Entspannung wiederholen Sie fünf bis zehn Mal.

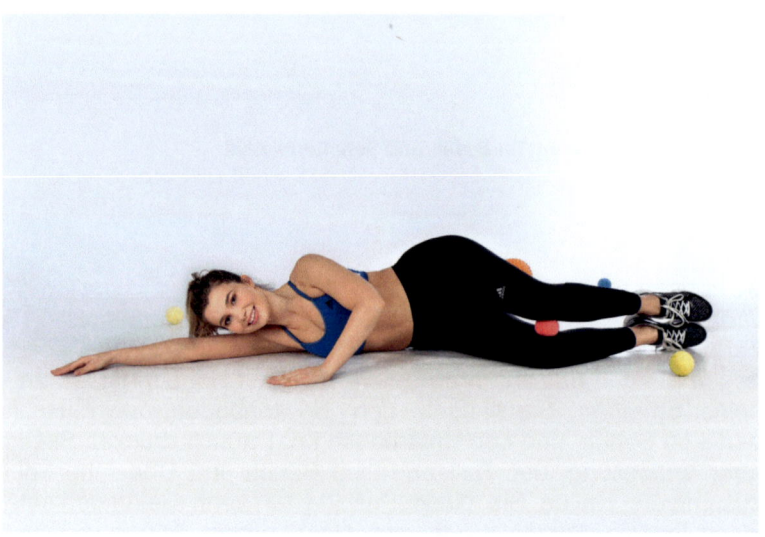

Training für die Oberschenkelinnenseiten, die Adduktoren

Isometrisch trainieren

-Jederzeit und überall-

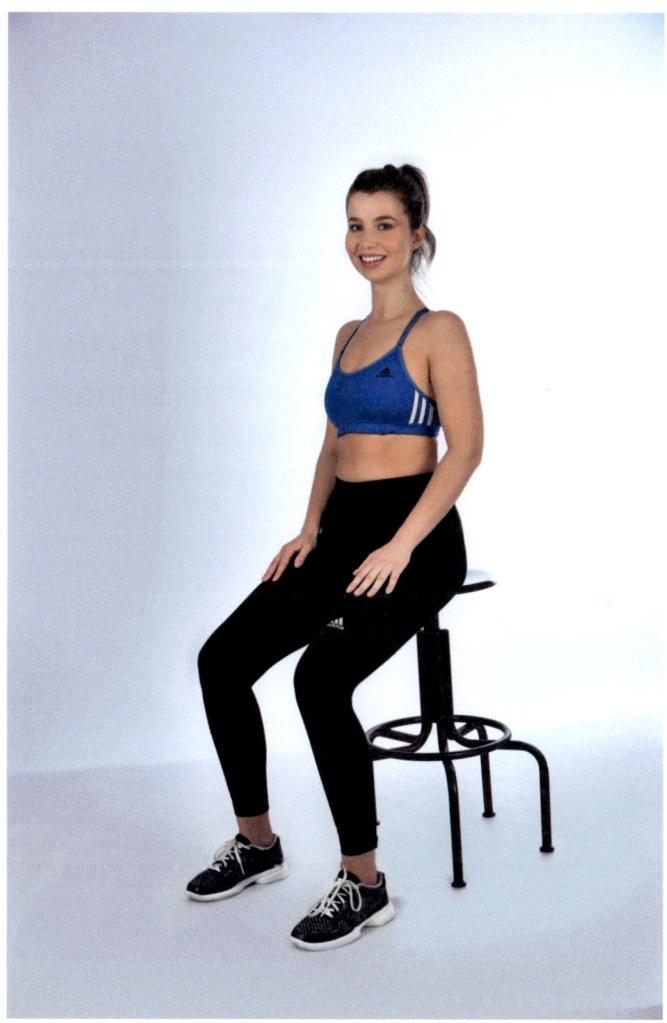

➤ **Während des Übens atmen Sie bitte stets gleichmäßig weiter.**

Die Trainingspausen sind wichtig für den Muskelaufbau, denn die Muskulatur reagiert auf die Zustände des Anspannens und Entspannens. Aus diesem Grund halten Sie die Pausen bitte ein. Sie sind ein Teil Ihres Trainings.

■ **Die Anzahl der Wiederholungen entscheidet mit über die Wirksamkeit Ihres Trainings.**
Je häufiger Sie die Spannungsübung wiederholen, desto höher ist Ihr Trainingseffekt.

■ **Optimal ist es, wenn Sie Ihr Training mit drei bis fünf Wiederholungseinheiten beginnen und dann langsam steigern. So kann Ihre Muskulatur entsprechend „mitwachsen".**

●▶ Isometrisches Training ist ein sanftes Muskeltraining, achten Sie beim Üben trotzdem stets auf Ihr eigenes Körperempfinden. Sollte Ihnen eine Übung oder die Anzahl der Wiederholungen Unbehagen oder Beschwerden bereiten, so lassen Sie diese aus, zumindest wenn Sie „Anfänger beim isometrischen Training" sind.

●▶ Im Zweifel fragen Sie einen Arzt, Heilpraktiker oder Therapeuten Ihres Vertrauens.

Das Üben mit dem Ball hilft, besonders zu Beginn des isometrischen Trainings, einzelne Muskelgruppen besser kennen zu lernen. Nachdem Sie mit dem kleinen Ball geübt haben, wissen Sie, wie die unterschiedlichen Muskelgruppen anzuspannen und wieder zu entspannen ist. Das ermöglicht Ihnen auf recht einfache Weise, jederzeit sowohl mit dem Softball als auch ohne jegliches Hilfsmittel zu trainieren.

Übungen im Sitzen
▶ auf Reisen und am Arbeitsplatz
Bauch, Beine, Po, Beckenboden und Co.

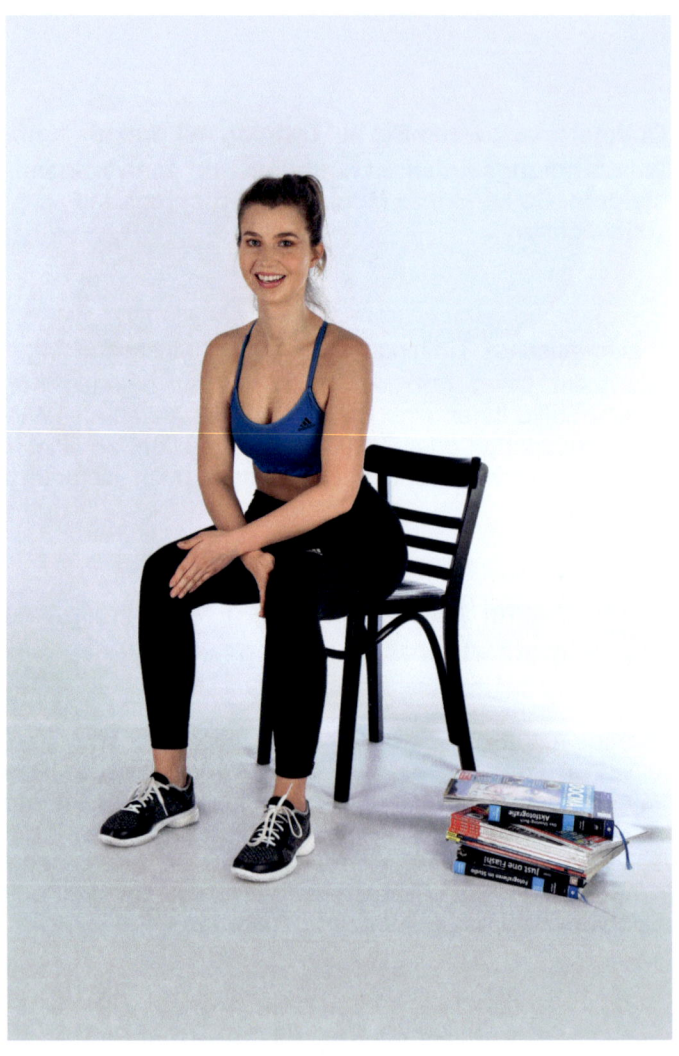

1 Für den **Beckenboden**

Sie setzen sich aufrecht auf einen Stuhl (Hocker oder anderes Sitzmöbel), Ihre Füße sind auf dem Boden aufgestellt, die Hände legen Sie auf den Oberschenkeln ab. Lenken Sie Ihre Aufmerksamkeit auf Ihren Beckenboden, eine etwa handtellergroße Muskelschicht im Schritt, sowie Ihre Sitzbeinhöcker, also die knöchernen Strukturen des Gesäßes, die Sie auf der Sitzfläche Ihres Stuhles spüren. Stellen Sie sich vor, Sie ziehen diese beiden Sitzbeinhöcker zueinander hin Dabei spannen Sie Ihren Beckenboden an. Halten Sie diese Spannung und zählen Sie so langsam bis zehn. Anschließend lassen Sie wieder los. Sie warten fünf Sekunden, um danach erneut anzuspannen. Das Ganze wiederholen Sie fünf bis zehn Mal in gleicher Weise.

2 Für **Beckenboden und untere Bauchmuskulatur**

Bleiben Sie aufgerichtet auf dem Stuhl sitzen. Ihre Aufmerksamkeit lenken Sie auf Ihren Bauchnabel und Ihr Schambein. Spannen Sie nun Beckenboden und unteren Bauch an und stellen Sie sich dabei vor, dass Schambein und Bauchnabel sich zueinander hin bewegen. Halten Sie die Spannung, indem Sie langsam bis zehn zählen, danach lassen Sie wieder los und machen eine kurze Pause von fünf Sekunden. Wiederholen Sie dieses Training fünf bis zehn Mal.

3 Für die **Unterschenkel**

Sie sitzen mit geradem Rücken auf Ihrem Stuhl. Ihre Füße berühren den Boden. Zuerst lenken Sie die Aufmerksamkeit auf Ihren rechten Fuß. Während Sie die Unterschenkelmuskulatur anspannen, stellen Sie sich vor, dass Ihr rechter Fuß sich sanft vom Boden ablöst, während sich die rechte Ferse dabei fest in den Boden senkt. Halten Sie sich in dieser Übung für zehn Sekunden. Danach lösen Sie die Anspannung auf, und machen eine Pause von fünf Sekunden. Führen Sie fünf bis zehn Wiederholungen durch. Verfahren Sie dann in gleicher Weise mit dem linken Unterschenkel.

4 Für die **Oberschenkelinnenseiten**
Bleiben Sie sitzen wie zuvor. Die Füße stehen auf dem Boden.
Lenken Sie Ihre Aufmerksamkeit auf Ihre Knie und die Innenseite
Ihrer Oberschenkel. Langsam und sanft drücken Sie beide Knie
zusammen, und halten die Muskelspannung für zehn Sekunden,
um dann eine Pause von fünf Sekunden einzulegen. Den gesam-
ten Übungsvorgang wiederholen Sie fünf bis zehn Mal.
(Abbildung Seite 43)

5 Für die **Gesäßmuskulatur**
Sie sitzen mit geradem Rücken auf Ihrem Stuhl. Ihre Aufmerksamkeit richten Sie auf Ihr Gesäß. Drücken Sie nun beide Fußsohlen fest auf den Boden und spannen Sie beide Gesäßhälften
fest an. Halten Sie diese Anspannung für zehn Sekunden. Danach lassen Sie die Spannung los und machen fünf Sekunden
Pause. Wiederholen Sie dieses fünf bis zehn Mal.

6 Für **Gesäß** und **Rückseite der Oberschenkelmuskulatur**
Bleiben Sie auf Ihrem Stuhl wie zuvor. Mit Ihrer Wahrnehmung
sind Sie bei Ihren Fußsohlen und Ihren Gesäßmuskeln. In dieser
Position stellen Sie sich vor (bitte nur in der Vorstellung), dass Sie
Ihre Fersen zum Gesäß ziehen. Dabei entsteht eine Muskel-
spannung an der Rückseite der Beine bis hin zum Gesäß. Halten
Sie diese Spannung für zehn Sekunden. Danach lassen Sie für
fünf Sekunden los und wiederholen das Ganze fünf bis zehn Mal.

7 Für **Gesäß** und **Beinmuskulatur**
Für die nächste Übung sitzen Sie auf Ihrem Stuhl wie vorher. Ihre
Wirbelsäule richten Sie bewusst auf, beide Fußsohlen stehen auf
dem Boden. Drücken Sie nun den rechten Fuß auf den Boden.
Spüren Sie der Muskelspannung nach, die im rechten Bein
entsteht, und halten Sie diese für zehn Sekunden. Lösen Sie sie
danach wieder und nehmen Sie sich eine Pause von fünf
Sekunden. Das Ganze wiederholen Sie fünf bis zehn Mal mit dem
rechten, danach mit dem linken Bein.

8 Für die **Vorderseite der Oberschenkelmuskulatur**
Auch für die folgende Übung bleiben Sie auf Ihrem Stuhl sitzen.
Legen Sie nun Ihre Hände auf den Oberschenkeln ab. Beide
Füße drücken Sie fest auf den Boden und spannen dabei die
Oberschenkelmuskulatur an. Unter Ihren Händen können Sie das
Anspannen der Oberschenkel spüren. Für zehn Sekunden halten
Sie die Oberschenkel angespannt. Dann gibt es eine Pause von
fünf Sekunden. Wiederholen Sie das Ganze fünf bis zehn Mal.

9 Für den **Bauch**
Bleiben Sie mit aufgerichteter Wirbelsäule auf Ihrem Stuhl sitzen.
Ihre beiden Füße stellen Sie mit leichtem Druck gegen den
Boden ab. Lenken Sie Ihre Aufmerksamkeit auf Ihren Bauchnabel
und Ihr Schambein. Indem Sie den geraden Bauchmuskel
anspannen, stellen Sie sich eine Linie zwischen Schambein und
Bauchnabel vor. Diese Linie verkürzt sich beim Anspannen.
Halten Sie diese Anspannung für zehn Sekunden. Danach lösen
Sie die Spannung und lassen die Linie zwischen Bauchnabel und
Schambein in Ihrer Vorstellung wieder los. Machen Sie eine
Pause von fünf Sekunden. Wiederholen Sie die Übung fünf bis
zehn Mal.

10 Für die **Taille**
Sie sitzen mit geradem Rücken auf dem Stuhl, die Fußsohlen
haben Bodenkontakt. Ihre Aufmerksamkeit ist im Bereich der
rechten Seite der Taille und der rechten Beckenhälfte.
Während Sie die Taillenmuskulatur anspannen, stellen Sie sich
vor, dass sich die rechte Beckenhälfte ein wenig von der Sitzfläche Ihres Stuhls löst und sich dabei der rechten Schulter
nähert. Sie halten die Muskelspannung für zehn Sekunden und
lassen sie danach wieder los. Dann lassen Sie eine Pause von
fünf Sekunden folgen. Wiederholen Sie diesen Wechsel von Anspannung und Pause fünf bis zehn Mal. Danach führen Sie das
Gleiche mit der linken Seite aus.

Isometrisches Trainieren geschieht ohne Bewegung. Allein durch das Anspannen und das Entspannen der Muskulatur ergibt sich ein Kräftigungseffekt.

Sie können Ihren Muskelaufbau unterstützen, indem Sie das Anspannen und Entspannen Ihrer Muskulatur mit Ihrer vollen Aufmerksamkeit wahrnehmen und verfolgen.

Übungen im Stehen
►einfach am Arbeitsplatz
den gesamten Körper trainieren

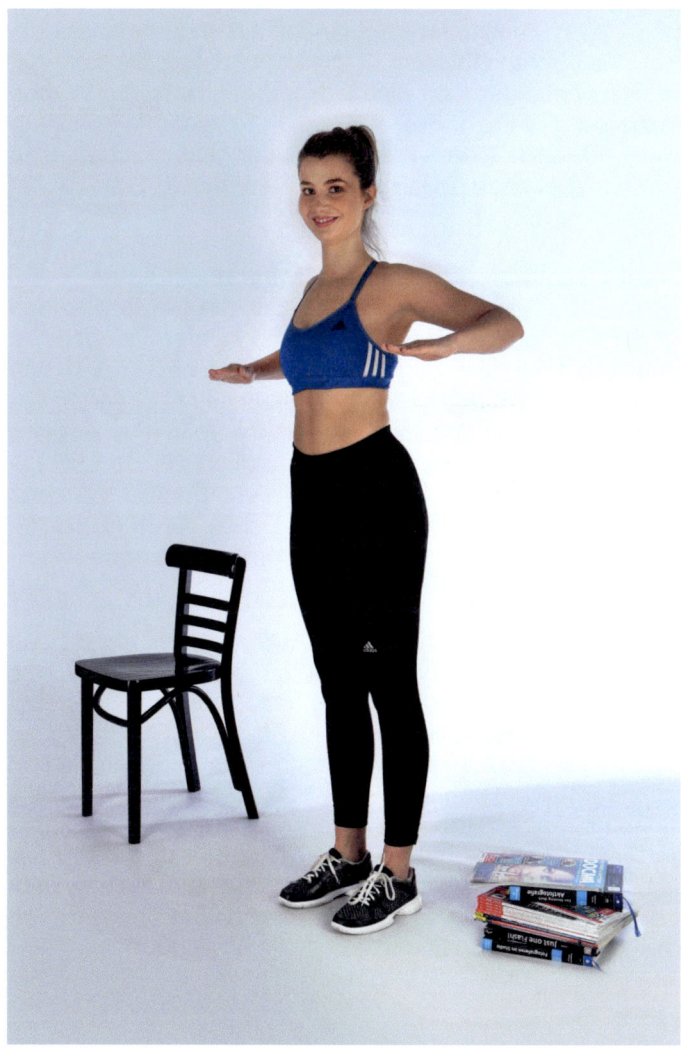

1 Für **Rücken- und Schultermuskulatur**

Sie stehen auf dem Boden, die Füße ungefähr hüftbreit auseinander. Den Oberkörper haben Sie aufgerichtet. Beide Arme beugen Sie im Ellenbogen leicht an und ziehen sie in Ihrer Vorstellung einige Zentimeter zueinander hin. Während Sie die Muskulatur des oberen Rückens anspannen, stellen Sie sich vor, dass Ihre Schulterblätter sich einander nähern, d. h. zur Wirbelsäule hinziehen. Bleiben Sie für zehn Sekunden in dieser Anspannung. Danach lösen Sie sie wieder und machen eine Pause von fünf Sekunden. Das Ganze wiederholen Sie fünf bis zehnmal. (Abbildung Seite 47)

2 Für **Brust-, Schulter- und schräge Bauchmuskulatur**

Bleiben Sie aufrecht stehen wie vorher. Bringen Sie Ihre beiden Arme auf Schulterhöhe nach vorn vor Ihren Körper. Beugen Sie Ihre Ellenbogen ungefähr auf einen neunzig Grad Winkel und führen Sie Handflächen und Unterarme zueinander. Spannen Sie jetzt langsam Ihren Brustmuskel an. Dabei üben Sie leichten Druck auf Unterarme und Hände aus als wollten Sie die Luft dazwischen zusammendrücken. Halten Sie diese Position für zehn Sekunden. Anschließend legen Sie eine Pause von fünf Sekunden ein. Die gesamte Übung wiederholen Sie fünf bis zehn Mal.

3 Für die **Oberarme**

Weiterhin üben Sie im Stehen. Ihre Ausgangsstellung ist wie zuvor, die Beine haben Sie ungefähr hüftbreit aufgestellt, die Wirbelsäule ist aufgerichtet. Ihre Arme halten Sie leicht gebeugt neben dem Körper, die Ellenbogen in Richtung Taille. Drehen Sie die Hände so, dass Ihre Finger nach oben schauen. Indem Sie die Oberarme anspannen, stellen Sie sich vor, dass die Hände ziehen einige Millimeter in Richtung Zimmerdecke. Halten Sie diese Oberarmspannung für zehn Sekunden und lösen Sie sie danach wieder. Nach einer Pause von fünf Sekunden beginnen Sie diese Übung ein weiteres Mal. Insgesamt üben führen Sie fünf bis zehn Wiederholungen aus.

4 Für den **unteren Rücken**

Diese Übung benötigt Ihre volle Konzentration, um Ihren Rücken zu schützen. Sie stellen sich mit beiden Füßen auf den Boden. Ihre Wirbelsäule richten Sie ganz bewusst auf und spüren dieser Bewegung ebenso bewusst nach. Anschließend lenken Sie die Aufmerksamkeit auf Becken und Steißbein, die unteren Abschnitte Ihrer Wirbelsäule. Während Sie jetzt den unteren Bereich Ihres Rückens anspannen, stellen Sie sich vor, dass Ihr Steißbein ein wenig nach hinten oben zieht. (Bitte nur vorstellen, keine Hohlkreuzposition bilden) Bleiben Sie für zehn Sekunden in dieser Position und machen Sie anschließend fünf Sekunden Pause. Wiederholen Sie diese Übung fünf bis zehn Mal.

5 Für den **Bauchmuskel**

Bleiben Sie mit hüftbreit gegrätschten Beinen auf dem Boden stehen. Ihre Aufmerksamkeit lenken Sie auf die Muskelpartie zwischen Schambein und Bauchnabel, also dorthin, wo Ihr gerader Bauchmuskel verläuft. Spannen Sie dann langsam den Bauchmuskel an und stellen Sie sich dabei vor, dass das Schambein sich dem Bauchnabel nähert. Das Becken kippt in Ihrer Vorstellung leicht nach vorn. Diese Trainingsposition halten Sie für zehn Sekunden und lösen die Spannung dann wieder, um eine Pause von fünf Sekunden einzulegen. Wiederholen Sie diese Übung fünf bis zehn Mal.

6 Für **Hand- und Unterarmmuskulatur**

Bleiben Sie aufrecht stehen, wie in der vorherigen Übung. Ihre Arme lassen Sie seitlich neben dem Körper hängen. Langsam ballen Sie beide Hände zur Faust. Halten Sie diese Fäuste und damit auch die Spannung der Unterarmmuskulatur. Für zehn Sekunden bleiben Sie in der Anspannung und machen danach eine Pause von fünf Sekunden. Führen Sie dieses insgesamt fünf bis zehn Mal aus.

(Abbildung Seite 53)

7 Für das **Gesäß**

Indem Sie auf dem Boden stehen bleiben wie zuvor, lenken Sie Ihre Aufmerksamkeit auf Ihre hintere Beckenmuskulatur, Ihr Gesäß. Langsam bauen Sie nun Spannung in dieser Muskelpartie auf. Sie ziehen also die „Pobacken" zueinander hin. Das tun Sie für zehn Sekunden und lassen die Spannung danach wieder los. Nach einer Pause von fünf Sekunden wiederholen Sie den Vorgang insgesamt fünf bis zehn Mal.

8 Für die **Oberschenkel**

Auch für das folgende Oberschenkeltraining bleiben Sie auf dem Boden stehen. Ihre Wirbelsäule richten Sie erneut ganz bewusst auf. Dann lenken Sie Ihre Aufmerksamkeit auf Ihre Kniescheiben und Oberschenkel. Langsam bauen Sie in der Vorderseite Ihrer Oberschenkel Spannung auf. Vielleicht fällt Ihnen dieses Anspannen leichter, wenn Sie sich vorstellen, dass Sie Ihre Kniescheiben ein wenig nach oben ziehen. Lassen Sie Ihre Oberschenkel für zehn Sekunden in dieser Muskelspannung. Danach machen Sie fünf Sekunden Pause. All das wiederholen Sie fünf bis zehn Mal.

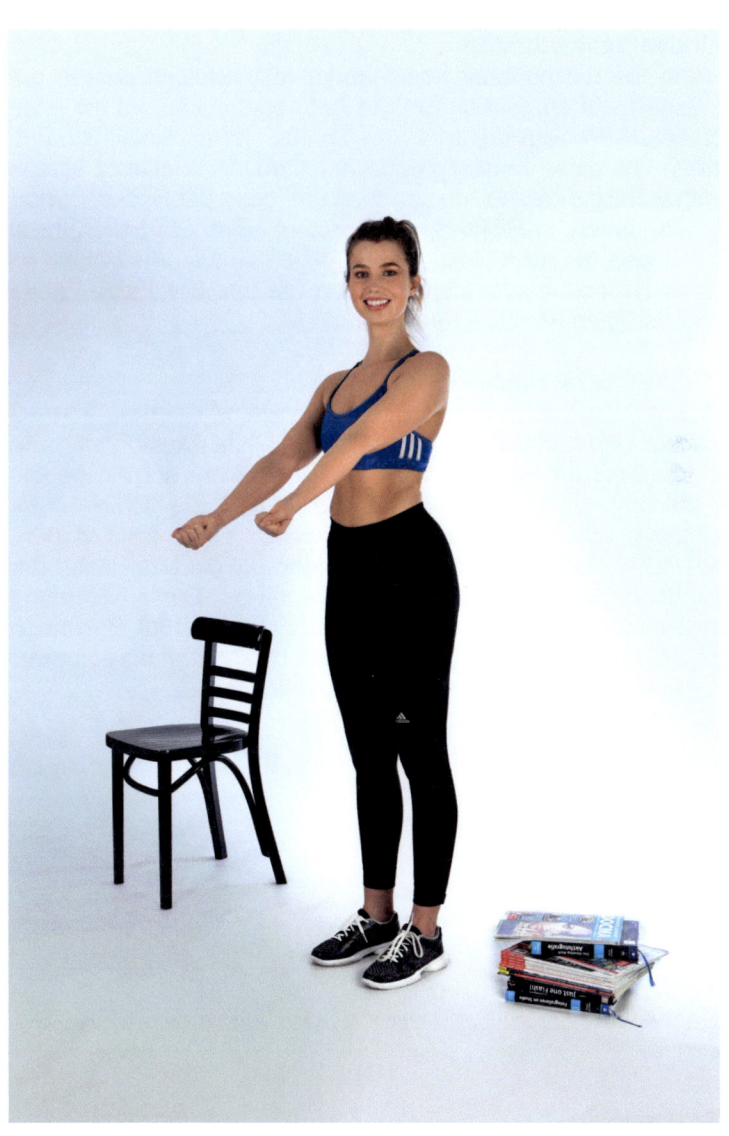

Kräftigung der Hand- und Armmuskulatur

9 Für den **Beckenboden**

Während Sie mit hüftbreit auseinander aufgestellten Beinen auf dem Boden stehen, lenken Sie die Aufmerksamkeit auf die etwa handtellergroße Muskelpartie im Schritt, Ihren Beckenboden. Spannen Sie diese Muskelgruppe langsam an. Vielleicht stellen Sie sich während dieses Anspannens vor, dass der Beckenboden sich nach innen, in Richtung Bauchnabel zieht. Sie halten Ihren Beckenboden für zehn Sekunden in dieser Anspannung. Lassen Sie anschließend wieder los und legen Sie fünf Sekunden Pause ein. Wiederholen Sie alles fünf bis zehn Mal.

10 Für die **Oberschenkelaußenseiten**

Wenn Sie weiterhin auf dem Boden stehen wie vorher, können Sie diese isometrische Übung ganz leicht ausführen. Sie brauchen dazu Ihr Körpergewicht nur ganz leicht auf Ihr rechtes Bein zu verlagern. Nun stellen Sie sich vor, Sie schieben Ihr gestrecktes linkes Bein ein wenig weiter nach links außen. Während Sie sich dies vorstellen, spannen Sie die Muskulatur der Oberschenkelaußenseite des linken Beines an. Diese Spannung halten Sie für zehn Sekunden. Danach gibt es fünf Sekunden Pause. Insgesamt wiederholen Sie diese Übung fünf bis zehn Mal mit der linken, anschließend mit der rechten Seite.

Übungen im Liegen
►auf Reisen oder zu Hause
Bauch, Rücken und Schulter kräftigen

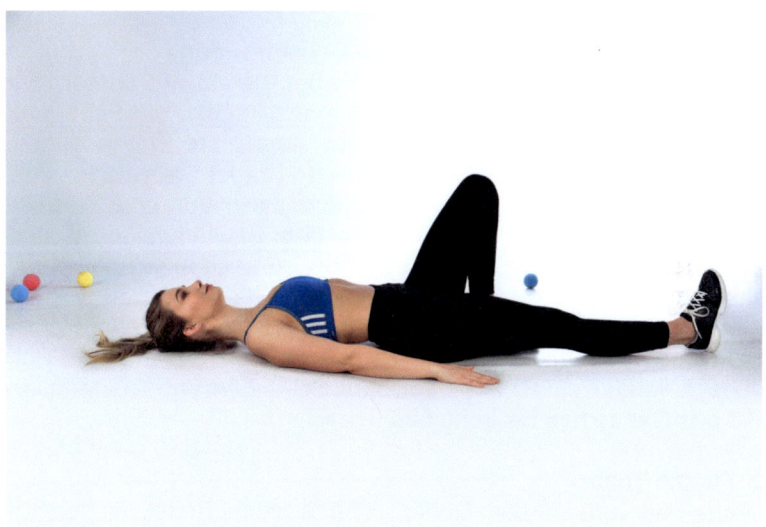

1 Für den **Bauch**

Begeben Sie sich in Rückenlage auf eine Gymnastikmatte oder Decke. Strecken Sie sich erst einmal aus und spüren Sie Ihren Rücken in der gesamten Länge. Stellen Sie dann den linken Fuß auf den Boden, so dass Ihr Knie in Richtung Zimmerdecke zeigt. Ihre Arme legen Sie bequem neben den Körper. Spannen Sie dann die Bauchmuskulatur an und drücken Sie dabei den unteren Rücken wenige Millimeter zu Boden. Nehmen Sie diese Muskelspannung bewusst wahr und halten Sie sich so für zehn Sekunden.

Danach lassen Sie die Spannung wieder los und machen eine fünf Sekunden Pause. Fahren Sie in dieser Weise mit der Übung fort und führen Sie fünf bis zehn Wiederholungen aus. Danach tun Sie das Gleiche und stellen dabei den rechten Fuß auf.

2 Für den unteren **Bauch und den Beckenboden**
Behalten Sie die Position am Boden bei, genau wie vorher. Sie liegen mit dem Rücken auf einer Gymnastikmatte, die Füße sind auf dem Boden aufgestellt. Ihre Knie zeigen zur Zimmerdecke, Ihre Arme haben Sie neben dem Körper abgelegt. Ihre Aufmerksamkeit haben Sie auf Bauchmuskulatur und Beckenboden gerichtet. Spannen Sie nun den Bauchmuskel an und ziehen Sie gleichzeitig Ihren Beckenboden nach innen oben. Um sich die Übung zu erleichtern, können Sie Ihren unteren Rücken für einige Millimeter sanft nach unten zu Boden drücken. Halten Sie diese Spannung erneut für zehn Sekunden. Nehmen Sie sich danach wieder eine Pause von fünf Sekunden und wiederholen Sie das Ganze fünf bis zehn Mal.

3 Für die **Taille**
Drehen Sie sich auf dem Boden auf Ihre rechte Seite. Sie beugen Ihre Knie und legen sie aufeinander. Sie strecken Ihren rechten Arm aus und legen den Kopf darauf ab.
Der linke Arm liegt auf Ihrer linken Körperseite ausgestreckt. Ihre Aufmerksamkeit gilt Ihrer linken Taillenseite und Ihrer linken Beckenhälfte. Während Sie nun die linke Taillenseite anspannen, stellen Sie sich vor, dass Sie die Linie zwischen Schulter und Becken verkürzen und dass sich gleichzeitig die rechte Taillenseite dem Boden nähert. Halten Sie sich so für zehn Sekunden und legen Sie anschließend fünf Sekunden Pause ein. Die gesamte Übung wiederholen Sie fünf bis zehn Mal auf der linken, anschließend auf der rechten Seite.

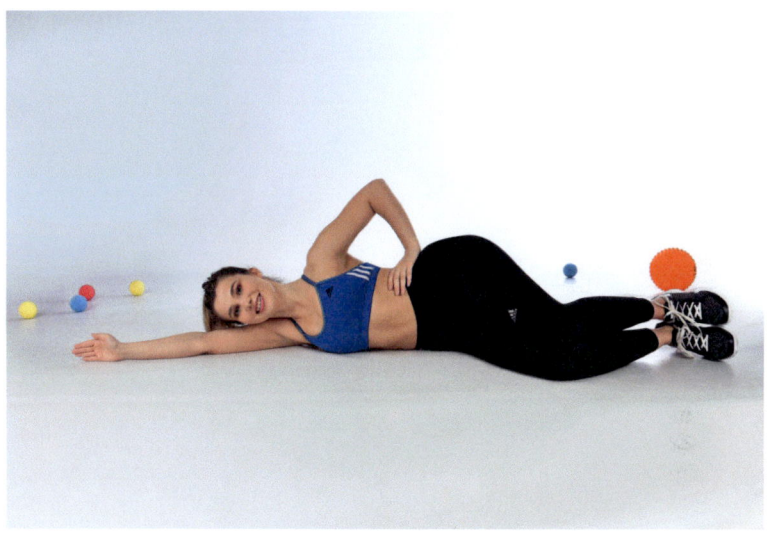

4 Für den **Bauch** (aus der Seitenlage)
Legen Sie sich auf die linke Seite. Legen Sie die Knie und Ellen-
bogen beider Beine ungefähr rechtwinklig gebeugt aufeinander.
Spannen Sie die Bauchmuskulatur nun an, indem Sie sich
vorstellen, Knie und Ellenbogen würden sich einander nähern.
Halten Sie diese Muskelspannung für zehn Sekunden und lassen
Sie dann eine Pause von fünf Sekunden folgen. Wiederholen Sie
alles fünf bis zehn Mal. (Abbildung Seite 58)

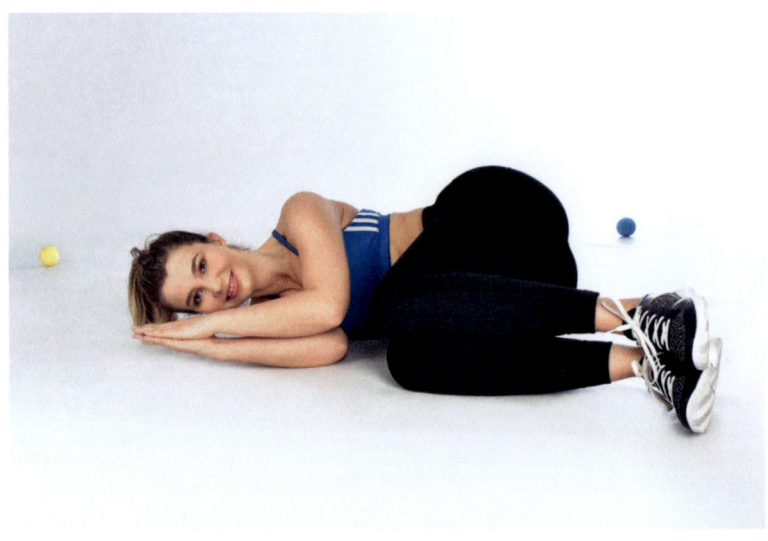

Den Bauch in der Seitenlage trainieren

5 Für die **Schultermuskulatur**
Bleiben Sie auf der rechten Körperhälfte liegen. Ihre Beine legen Sie mit gebeugten Knien aufeinander, die Arme beugen Sie ebenfalls, so dass Ellenbogen, Unterarme und Handinnenflächen beider Arme aufeinander liegen. Langsam beginnen Sie die Ellenbogen und Unterarme zusammenzudrücken. Spüren Sie die Muskelspannung, die in Schulter- und Brustmuskulatur entsteht. Halten Sie diese Spannung für zehn Sekunden und machen Sie danach eine Pause von fünf Sekunden. Wiederholen Sie alles fünf bis zehn Mal.

6 Für den **Rücken**
Drehen Sie sich auf Ihre rechte Seite. Ihre Knie und Ihre Ellenbogen legen Sie wieder rechtwinklig gebeugt aufeinander.

Während Sie die Rückenmuskulatur anspannen, stellen Sie sich vor, dass sich Ellenbogen und Knie voneinander entfernen. Auf diese Weise lassen Sie eine Muskelspannung im Rücken entstehen, die Sie für zehn Sekunden halten. Fünf Sekunden Pause schließen Sie der Übung an. Wiederholen Sie alles fünf bis zehn Mal.

7 Für den **oberen Rücken**

Begeben Sie sich in die Bauchlage. Ihren Kopf drehen Sie auf der rechten Wange ab. Ihre Arme legen Sie mit rechtwinklig gebeugten Ellenbogen neben dem Kopf ab, die Handflächen liegen auf dem Boden. Spannen Sie nun die Rückenmuskulatur sanft an, indem Sie sich vorstellen, dass Ihr oberer Rücken leicht vom Boden abhebt. Bleiben Sie für zehn Sekunden in dieser Spannung. Lassen Sie danach los, Ihren Kopf drehen Sie langsam auf die linke Wange. Dann machen Sie eine Pause von fünf Sekunden. Wiederholen Sie alles fünf bis zehn Mal. Achten Sie darauf, die Position Ihrer Halswirbelsäule nach jeder Übungseinheit zu verändern, indem Sie den Kopf jeweils auf der anderen Wange ablegen.

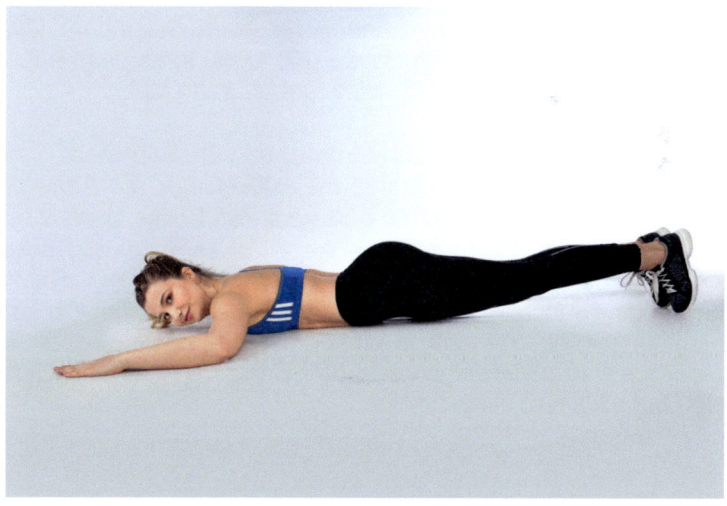

Kräftigung für den oberen Rücken

8 Für den **unteren Bauch**

Auch für diese Übung kommen Sie in der Bauchlage. Lassen Sie den Kopf auf der rechten Wange ruhen. Ihre Ellenbogen beugen Sie, Hände und Unterarme legen Sie nach oben, auf Höhe des Gesichts ab. Ihre Aufmerksamkeit lenken Sie auf das Schambein und den unteren Teil Ihres Bauchmuskels. Ziehen Sie den Bauchmuskel zusammen, während Sie sich vorstellen, dass Ihr Schambein sich zum Boden senkt und damit Ihrem Bauchnabel näher kommt. Diese Spannung halten Sie für zehn Sekunden. Dann lassen Sie wieder los, drehen den Kopf, so dass er auf der linken Wange liegt, und legen eine Pause von fünf Sekunden ein. Wiederholen Sie alles fünf bis zehn Mal.

9 Für den **unteren Rücken**

Bleiben Sie in der Bauchlage auf dem Boden liegen wie zuvor. Die Ellenbogen bleiben rechtwinklig gebeugt, Unterarme und Hände liegen auf dem Boden. Ihren Kopf drehen Sie auf die rechte Wange. Die Aufmerksamkeit lenken Sie auf den unteren Rücken und Ihre ausgestreckten Beine. Spannen Sie nun sanft die Muskulatur des unteren Rückens an, während Sie sich vorstellen, dass Sie die Beine einen Millimeter vom Boden lösen. Halten Sie diese Rückenspannung für zehn Sekunden. Dann machen Sie fünf Sekunden Pause und legen Ihren Kopf auf die linke Wange. Wiederholen Sie alles fünf bis zehn Mal.

10 Für die gesamte **Rumpfmuskulatur** und **die Schultern**

Begeben Sie sich noch einmal in die Rückenlage, die Arme entspannt neben dem Körper, die Füße auf den Boden gestellt, die Knie zeigen in Richtung Zimmerdecke. Drücken Sie Ihren Rücken sanft zu Boden, während Sie ganz bewusst die Rumpfmuskulatur, (Bauch, Schultern und Rücken) anspannen. Für zehn Sekunden halten Sie sich in dieser Stellung. Dann lassen Sie wieder los und genehmigen sich fünf Sekunden Pause. Wiederholen Sie alles fünf bis zehn Mal.

■ Dehnübungen

Das Muskeldehnen, in Grunde genommen ist es ein Faszien dehnen, ist aus unterschiedlichen Gründen ein wichtiger Teil des isometrischen Trainings. Das Dehnen hält die Faszien elastisch und hilft die Muskulatur zu entspannen. Es beugt außerdem Muskelkater und eventuellen Muskelkrämpfen vor.

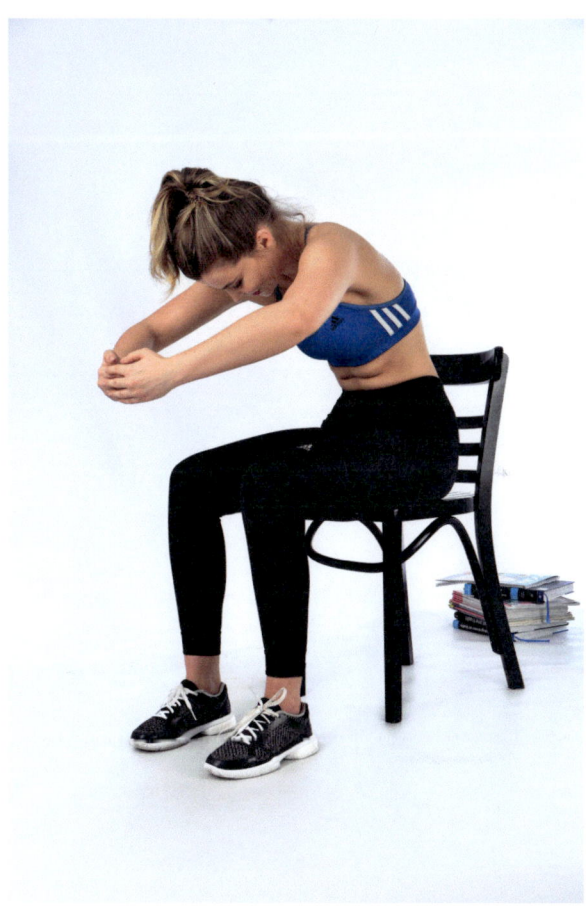

1 Hände dehnen

Setzen oder stellen Sie sich aufrecht hin. Den linken Arm und die linke Hand strecken Sie so vor sich aus, dass Ihre Handinnenfläche zur Zimmerdecke zeigt. Nehmen Sie anschließend die rechte Hand, fassen Sie die linke damit an den Fingern und ziehen Sie sie nach unten. So dehnen Sie die Muskel- und Sehnen- uns Fasziengruppen der rechten Innenhand. Halten Sie die Dehnung für drei Atemzüge.

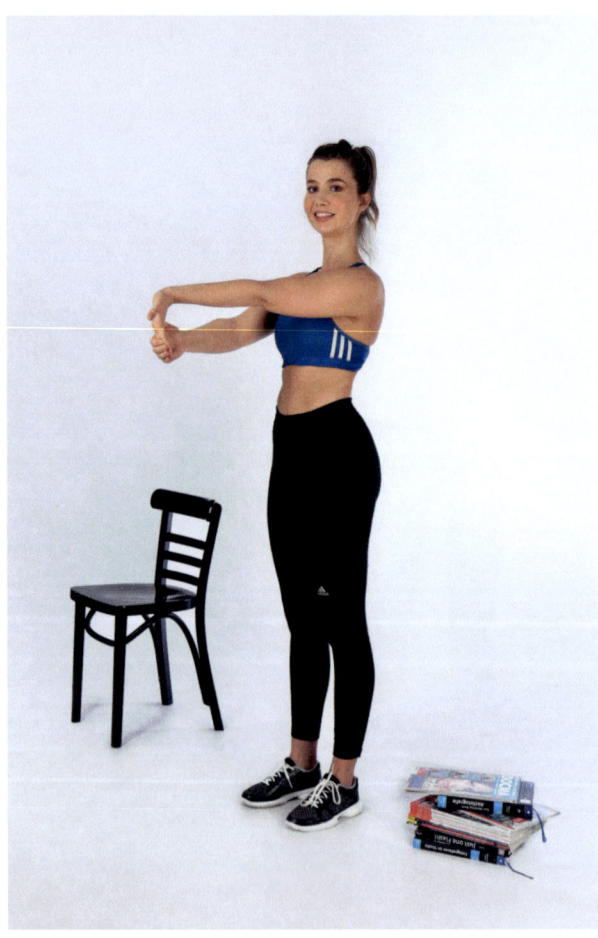

2 Brustmuskulatur dehnen

Stellen Sie sich auf den Boden, die Füße ungefähr hüftbreit von-einander entfernt. Führen Sie die gestreckten Arme hinter den Rücken, und umgreifen Sie mit der rechten Hand Ihre linke. Heben Sie die verschränkten Arme bzw. Hände vom Körper weg nach oben. Halten Sie diese Dehnung für Brust und Schulter für drei Atemzüge. Spüren Sie dieser Dehnung im Bereich der Brustmuskulatur nach.

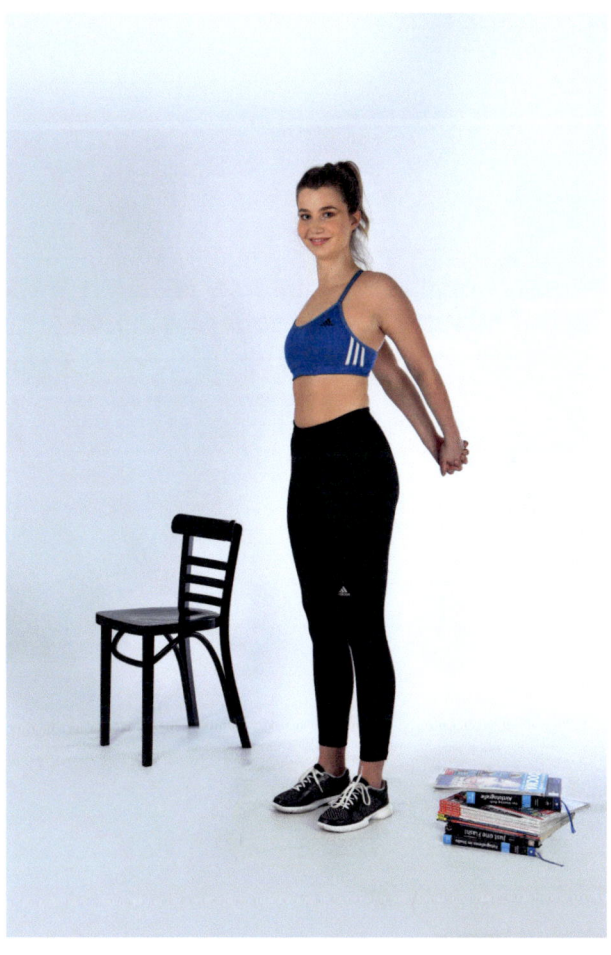

● Dehnübungen sind am besten nach dem isometrischen Training...

▶ oder einfach zwischendurch...

 Ihr gleichmäßiger Atemfluss ist auch während der Dehnübungen von großer Bedeutung.

3 Seitliche Rumpfmuskulatur dehnen

Bleiben Sie auf dem Boden stehen, genau wie vorher. Strecke
Sie beide Arme in Richtung Zimmerdecke. Umfassen Sie mit
Ihrer rechten Hand Ihren linken Arm am Handgelenk. Während
Sie sich sanft nach rechts neigen ziehen Sie Ihren linken Arm
weiter nach oben rechts. Halten Sie sich für zwei Atemzüge so,
und führen Sie die gleiche Dehnung auf der anderen Seite aus.

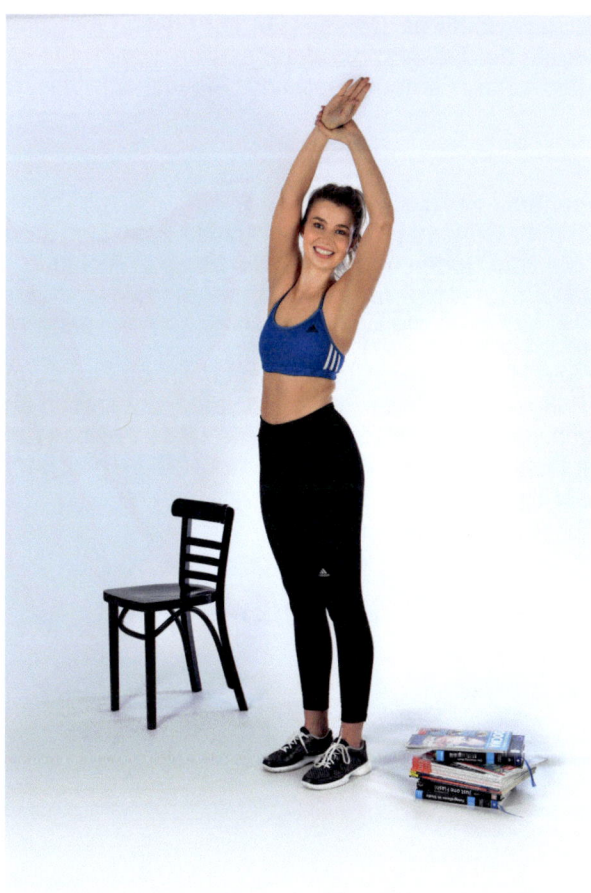

4 Gesäß und hinteren Oberschenkel dehnen

Bleiben Sie auf dem Boden stehen. Beide Hände stützen Sie unterhalb der Taille, seitlich am Becken ab. Ihr Gewicht ist auf den rechten Fuß verlagert, den linken Fuß stellen Sie ein wenig vor, und setzen ihn mit der Ferse am Boden auf. Danach beugen Sie den gestreckten Oberkörper, (die Beugung geschieht ausschließlich in den Hüftgelenken) mit „gerader Wirbelsäule" soweit vor, bis Sie eine deutliche Dehnung in der linken Oberschenkelrückseite und in der Gesäßmuskulatur spüren. Halten Sie sich so für drei Atem-züge. Genauso dehnen Sie danach das rechte Bein.

5 Oberschenkel / Hüftbeuger dehnen

Verlagern Sie Ihr Gewicht jetzt auf Ihr rechtes Bein. Den linken Fuß lösen Sie vom Boden und führen die Ferse in Richtung Gesäß. (Falls es Ihnen Mühe macht, das Gleichgewicht zu halten, können Sie sich in der Nähe eines Stuhls oder einer Wand aufstellen und sich gegebenenfalls dort mit der rechten Hand festhalten.)

Mit Ihrer linken Hand greifen Sie nach Ihrem linken Fuß auf der Höhe des Fußgelenkes. Ihren Rücken halten Sie während dieser Dehnung ganz bewusst gerade. Sie halten diese Position für drei Atem-züge. Danach dehnen Sie das rechte Bein in gleicher Weise. (Abbildung Seite 67)

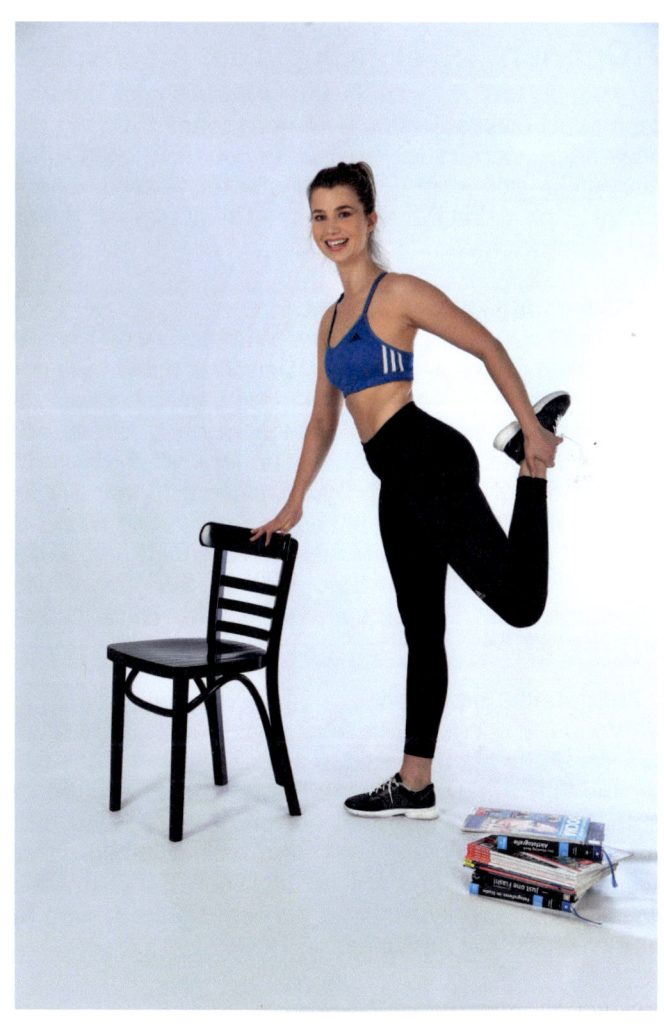

Oberschenkel und Hüftbeuger dehnen

● Dehnen .... einfach gut am Arbeitsplatz

Sie kennen das, ... wenn`s mal wieder länger dauert im Büro: Noch eben dieses E-Mail, kurz noch jenes Fax und dieser Brief muss auch noch `raus. Inzwischen haben Rücken- und Nackenmuskulatur sich vom Stress anstecken lassen, und sich verspannt. Eine kleine Pause für kurze Dehnübungen zwischendurch kann da wirklich Wunder wirken.

1 Nackenmuskulatur dehnen

Sie sitzen auf Ihrem Stuhl, Ihre Wirbelsäule ist vom ersten bis zum letzten Wirbel aufgerichtet. Den Blick richten Sie gerade aus. Ihre Hände legen Sie locker auf den Oberschenkeln ab. Neigen Sie Ihren Kopf anschließend langsam nach rechts, so dass Ihr rechtes Ohr der rechten Schulter näher kommt. Halten Sie diese Seitneigung für drei Atemzüge. Langsam führen Sie Ihren Kopf zurück zur Mitte. Mit der nächsten Ausatmung neigen Sie dann den Kopf in gleicher Weise nach links. Auch hier halten Sie die Dehnung für drei Atemzüge Gehen Sie, bei dieser Übung besonders behutsam vor, um Ihre Halswirbelsäule zu schützen.
(Abbildung Seite 69)

2 Fußgelenke bewegen

Während Sie mit geradem Rücken auf Ihrem Stuhl sitzen bleiben und Ihre Füße auf dem Boden aufgestellt sind, beginnen Sie den rechten Fuß von der Ferse zur Fußspitze zu bewegen. Sie stellen Ihren Fuß im Wechsel, mal auf die Zehenspitzen, mal auf die Ferse. Üben Sie bewusst und gleichmäßig. Nach einer Wiederholung von fünf Malen, bewegen Sie den linken Fuß in gleicher Weise. Anschließend können Sie die Übung mit beiden Füßen gleichzeitig ausführen.

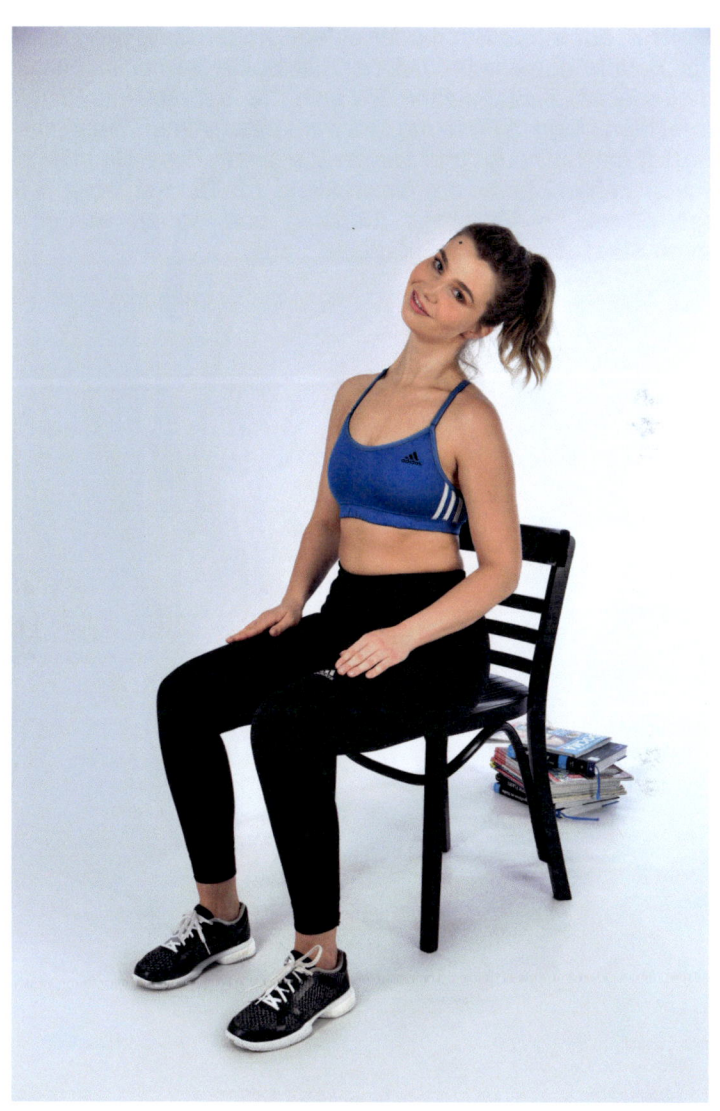

Den Nacken dehnen

3 Recken und strecken für Rücken und Wirbelsäule

Sie sitzen auf Ihrem Stuhl oder einem großen Ball. Die Füße auf dem Boden aufgestellt, heben Sie beide Arme in Richtung Zimmerdecke. Zuerst ziehen Sie sich nun mit den Fingerspitzen der rechten Hand in Richtung Zimmerdecke. Atmen Sie einmal bewusst ein und aus, und lassen Sie dann diese Dehnung los. Danach ziehen Sie mit der linken Hand zur Zimmerdecke, halten diese Streckung für einen Atemzug und lassen wieder los. Führen Sie dieses insgesamt drei Mal aus.

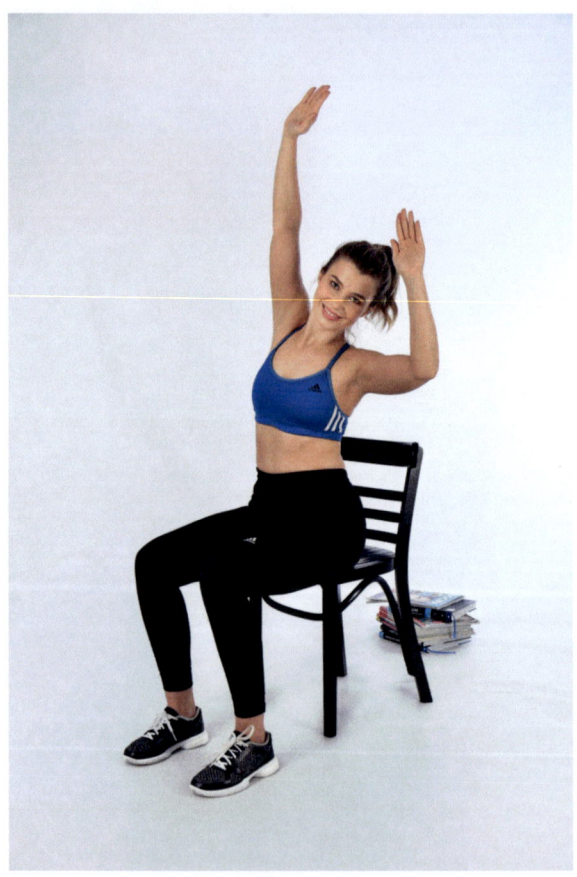

● Einfache Übungen vor dem Einschlafen

Selbst vor dem Einschlafen ist es durchaus angezeigt, die Muskulatur und die Gelenke noch einmal sanft durchzubewegen, um eventuelle Blockierungen aufzulösen und erholt einzuschlafen.

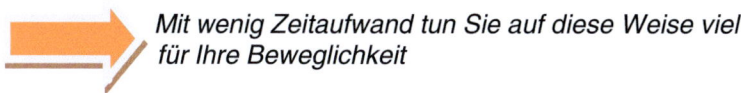

Mit wenig Zeitaufwand tun Sie auf diese Weise viel für Ihre Beweglichkeit

1 Rücken beugen, Rücken strecken

Stellen oder setzen Sie sich aufrecht hin. Heben Sie beide Arme vor Ihre Brust und beugen Sie sie so, als wollten Sie einen großen Gymnastikball umarmen. Die Fingerspitzen zeigen zueinander, der obere Rücken rundet sich langsam, den Kopf senken Sie leicht zur Brust. Spüren Sie, wie Ihre Schulterblätter sich ganz sanft zur Seite und von der Wirbelsäule weg bewegen. Halten Sie diese Position für drei Atemzüge. Danach richten Sie sich wieder auf. (Abbildung Seite 72)

2 Beine hoch

Diese Übung ist nicht nur sehr gut für die Muskulatur, sondern auch für die Venen. Begeben Sie sich in die Rückenlage (in Ihrem Bett). Heben Sie beide Beine in Richtung Zimmerdecke. Beginnen Sie an-schließend mit beiden Füßen einen Kreis zu beschreiben. Diese kreisende Bewegung können Sie im jeweiligen Fußgelenk spüren. Beschreiben Sie fünf Kreise in die eine, danach fünf Kreise in die andere Richtung. Anschließend legen Sie die Beine auf der Unterlage ab.

3 Beine lang

Bleiben Sie auf dem Rücken liegen. Ihre Beine strecken Sie bewusst aus, ohne die Knie dabei zu stark durchzudrücken. Lenken Sie Ihre Aufmerksamkeit auf die linke Ferse.

Drücken Sie mit der linken Ferse leicht gegen die Unterlage und beugen Sie dabei das Fußgelenk, indem Sie im gleichen Moment die Zehen des linken Fußes zu sich heranziehen. Halten Sie sich so für drei Atemzüge und lösen Sie die Position danach auf. Mit der nächsten Ausatmung beginnen Sie die Übung in gleicher Weise mit dem rechten Bein, danach strecken und beugen Sie beide Füße gemeinsam in die gleich Richtung.

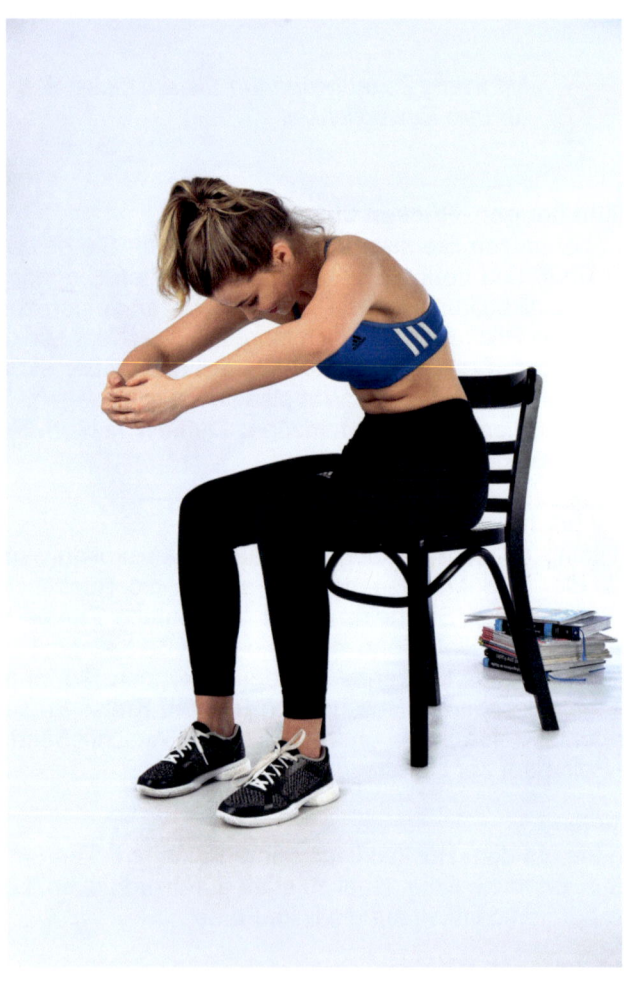

● Übungen sehr wohltuend nach dem Aufwachen

Meist ist es so etwas wie ein natürlicher Reflex, dass wir uns, kurz nachdem der Wecker geklingelt hat, recken und strecken, die Muskulatur anspannen und entspannen. Wenn wir jedoch noch einige kurze Übungen hinzufügen, haben wir viel für unsere Durchblutung, und damit für einen guten Start in den Tag getan.

1 Diagonales Strecken

Sie liegen entspannt auf dem Rücken. Ihren rechten Arm legen Sie nach hinten. Gleichzeitig strecken Sie Ihr linkes Bein und drücken es sanft nach unten und mit der Ferse gegen die Unterlage, die Fußspitze ist herangezogen. Nehmen Sie diese Diagonale wahr, die zwischen rechtem Arm und linkem Bein entsteht, und strecken Sie sich in dieser diagonalen Linie aus. Halten Sie die Streckung für drei Atemzüge. Danach lösen Sie diese Haltung auf und strecken sich in der zweiten Diagonale zwischen linkem Arm und rechtem Bein.

2 Anspannen und loslassen

Bleiben Sie noch einen Moment in der Rückenlage. Spannen Sie die gesamte Muskulatur Ihres Körpers an. Beginnen Sie mit den Händen, indem Sie Fäuste bilden, die Zehen rollen Sie ein. Drücken Sie Arme und Beine gegen die Unterlage. Danach spannen Sie den gesamten Körper an, indem Sie sich fest gegen die Unterlage drücken. Um die Gesichtsmuskulatur mit anzuspannen, ziehen Sie eine Grimasse. Halten Sie diese Muskelspannung für ein bis zwei Atemzüge. Danach lassen Sie wieder los, atmen einmal tief ein und aus und schütteln Ihre Muskulatur aus.

3 Der Drehschwung

Stellen Sie sich jetzt auf den Boden. Ihr Rücken ist locker aufgerichtet, Ihre Knie sind sanft gebeugt, die Arme hängen seitlich neben dem Körper.

Beginnen Sie nun eine Drehung von Seite zu Seite, indem Sie die Arme langsam von rechts nach links um den Körper schwingen lassen. Folgen Sie mit Ihrer Aufmerksamkeit der Drehung, die in Ihrer Wirbelsäule entsteht. Führen Sie diese Drehbewegung fünf bis zehn Mal aus.

zusätzliche Bonbons, die auch gut tun

Eine einfache Peelingmassage
(am besten vor, aber auch nach dem Duschen)
Für diese anregende und die Haut straffende Massage nehmen Sie Peeling- bzw. Sisalhandschuhe. Ziehen Sie die Massagehandschuhe an und beginnen Sie mit beiden Händen Ihren rechten Fuß kreisend oder streichend zu massieren. Danach wechseln Sie zu Unterschenkel, Oberschenkel und rechter Gesäßhälfte. Anschließend massieren Sie in gleicher Weise den linken Fuß, Unterschenkel usw. fahren Sie mit der Massage an Bauch und Brust fort und massieren Sie zum Abschluss Hände, Arme und Rücken. Die Intensität richten Sie dabei nach Ihrem eigenen Empfinden. Eine solche belebende Peelingmassage ist ein guter Start in den Tag.

Die morgendliche „kalte Dusche"
Zum Abschluss Ihrer üblichen Morgendusche stellen Sie die Wassertemperatur auf kalt und duschen mit einem schwachen Wasserstrahl zuerst die Beine, danach die Arme und zum Schluss den Rest des Körpers ab. Atmen Sie während dieser „kalten Dusche" stets gleichmäßig weiter. Das kalte Wasser regt nicht nur die Herz- und Kreislauftätigkeit an, sondern sorgt auch für bessere Durchblutung, strafft die Haut und unterstützt das Immunsystem.

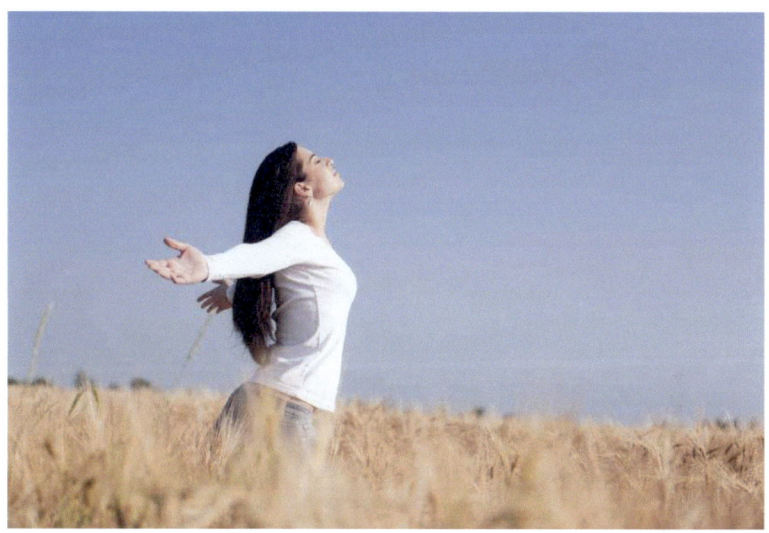

Kleines Nachwort

Ich hoffe Sie haben diesem kleinen Ratgeber interessante Anregungen für Ihr persönliches Training entnehmen können. Viel Freude mit Ihrem Buch und Erfolg mit Ihrem eigenen isometrischen Training.

Carola Bleis

www.carolableis.de

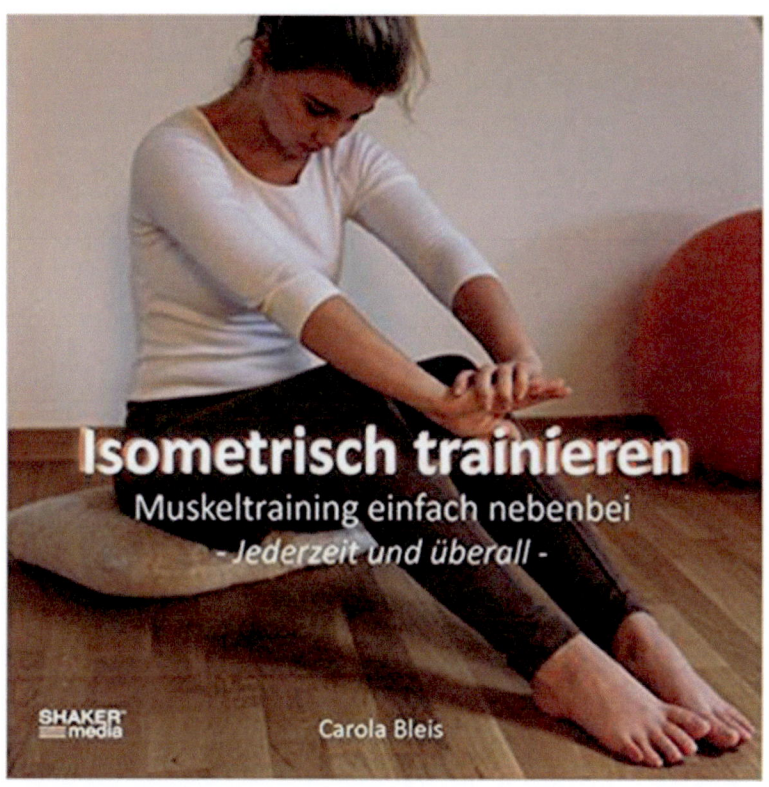

CD Isometrisch Trainieren

Mit Isometrischen Übungen für:
Bauch- und Beckenbodenmuskulatur
Schulter – und Rückenmuskulatur
Gesäß- und Beinmuskulatur

ISBN: 978-3-86858-877-4

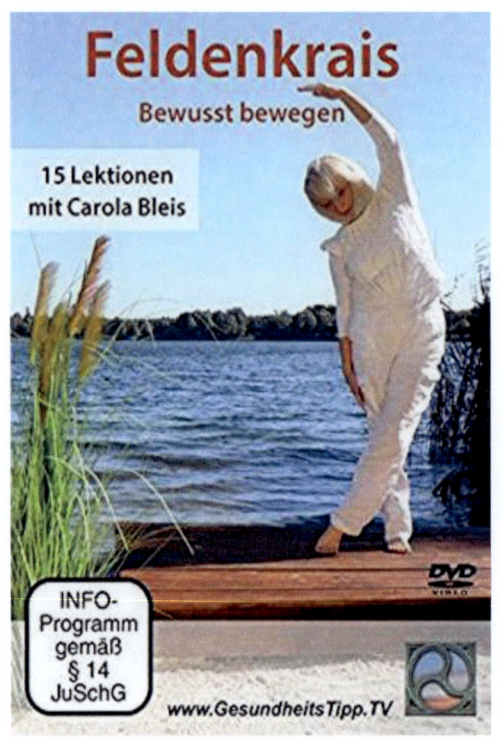

DVD Feldenkrais
Entspanntes Training für Rücken und Gelenke

ISBN: 978-3941911-65-9

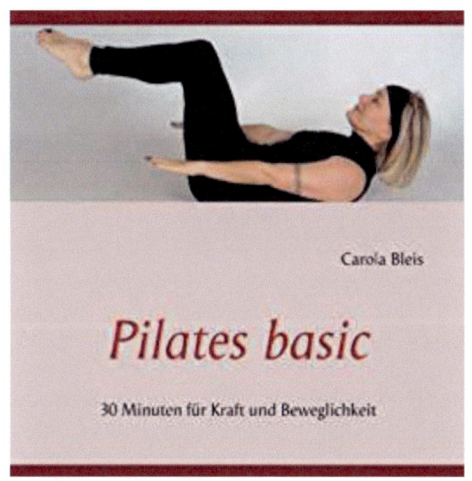

Carola Bleis

Pilates basic

30 Minuten für Kraft und Beweglichkeit

Pilates Basic

Kräftigungsübungen für den gesamten Körper
Fit in 30 Minuten

ISBN: 978-3-84825735-5